自我健康管理培训指导

高血压病·糖尿病

主编　钱　云　董美华

东南大学出版社
SOUTHEAST UNIVERSITY PRESS
·南京·

图书在版编目(CIP)数据

自我健康管理培训指导：高血压病·糖尿病 / 钱云，董美华主编. —南京：东南大学出版社，2019.12

ISBN 978-7-5641-8612-8

Ⅰ.①自… Ⅱ.①钱… ②董… Ⅲ.①高血压-防治-教材②糖尿病-防治-教材 Ⅳ.①R544.1②R587.1

中国版本图书馆 CIP 数据核字(2019)第 256687 号

自我健康管理培训指导：高血压病·糖尿病

主 编	钱 云 董美华
出版发行	东南大学出版社
出 版 人	江建中
社 址	南京市四牌楼 2 号(邮编 210096)
印 刷	兴化印刷有限责任公司
经 销	全国各地新华书店
开 本	787 mm×1092 mm 1/16
印 张	9.25
字 数	200 千字
版 印 次	2019 年 12 月第 1 版 2019 年 12 月第 1 次印刷
书 号	ISBN 978-7-5641-8612-8
定 价	39.00 元

＊本社图书若有印装质量问题，请直接与营销部联系，电话：025—83791830。

前　言

　　我们每个人都是自己健康的第一责任人。世界卫生组织发现,影响健康的因素中,生物学因素占 15％、环境影响占 17％、行为和生活方式占 60％、医疗服务占 8％。个人进行自我健康管理、践行健康生活方式是获得健康最日常也是最重要的方法。

　　随着人们对健康需求的日益增长,人们迫切需要了解科学防病知识和自我健康管理技能。高血压病和糖尿病是影响人们健康的两个最常见的慢性病,二者就像一对兄弟,发病因素相似,常相互并存、互为影响;他们均属于生活方式性疾病,发生、发展与不健康的生活方式密切相关。患者学会自我健康管理,如制订行动计划、合理饮食、适量运动、管理负面情绪、自我监测、良好沟通、解决问题、与医护人员良好合作等,可以逐渐调整自己的生活方式、保持良好心情、控制好血压、血糖,对预防并发症发生、维持高质量生活至关重要。

　　我们从 2007 年起,在学习美国斯坦福大学的慢性病患者自我管理课程基础上,结合我国习俗和实际,编写了此培训指导。我们或直接走进社区带领自我管理小组活动,或先培训社区医护人员再通过他们进行自我管理技能传播,受到广大患者欢迎。本书编写得到了江苏省高层次卫生人才"六个一工程"拔尖人才项目(LGY2018014)、无锡市"科教强卫"工程项目(ZDXK010、ZDRC004)资金资助,谨致衷心的感谢!

　　由于我们水平有限,书稿中难免有不妥之处,诚恳希望各位专家、同仁、读者提出宝贵意见。

钱　云　董美华

2019 年 12 月 8 日

组长备忘

1. 本培训指导课程共六节,每周在固定的时间上一节,连续上六周。由经培训过的专业医护人员或高血压病、糖尿病患者担任组长,带领 12～20 名高血压病、糖尿病患者进行自我管理小组活动。

2. 请按照课程中内容、时间和顺序组织每一节课、每一项活动。在上每节课前,将本节课要使用的活动安排和每张图表制作成幻灯片或挂图(尺寸足够大以便活动现场每个人都可看见)以便上课时使用。

3. 在上第一节课程前,请组员签到,填写一份"自我管理效能调查问卷",在课程结束 4 个月或 6 个月后召集回组员再填写一份"自我管理效能调查问卷"。

4. 上课方式包括组长讲解重点知识、组员集思讨论、现场体验、角色扮演等,课程形式和课程内容同等重要。请同时注重形式和内容。文中楷体字组长以口述方式交代;文中的图表,请制作成挂图或幻灯片,供上课时使用。

5. 每节课都请每一位组员制订行动计划,在下节课时每次都请每位组员交流、分享行动计划执行情况。

6. 在每次交流活动、制订行动计划时,组长带头示范,每次示范时间不要超过 1 分钟。

7. 请留意每位组员交流发言机会的均衡性。对不愿发言的组员,给予鼓励,但不要勉强;对跑题的组员,适当引导,重提重点;对健谈的组员巧妙"制止"。

8. 在每位组员发言时,请运用身体语言如微笑、点头等表示尊重、鼓励、领会、赞成;发言结束后,请带领其他组员鼓掌表示感谢。

9. 在每节课后,请电话联系组员询问组员对课程的看法,鼓励组员执行自己的行动计划。若有组员缺席,请电话询问缺席的原因。

10. 请不要邀请未受培训的人担任组长,也不要在课程中加入其他内容。

目　录

第 一 节

内　　容

1. 自我介绍，大家互相认识。
2. 认识高血压病、糖尿病及其引起的问题。
3. 介绍自我管理的内容和技能。
4. 体验运用心力应对症状的技能。
5. 讲解行动计划在自我管理中的重要性。

目　　标

本节课结束时，组员能够：

1. 了解影响高血压病、糖尿病发生发展的因素。
2. 知道自我管理的重要性。
3. 了解运用心力应对症状的技能。
4. 了解行动计划的要素，初步学会为自己制订一周行动计划。

课前准备

1. 活动场所(横幅、桌椅排列成圆形、椭圆形或马蹄形)。
2. 上课时用的投影仪、笔记本电脑、投影幕布(或用挂图)、白板笔和白板。
3. 台牌(组长和参加的组员各一个)、笔(组长和参加的组员各一支)、"高血压病、糖尿病患者自我管理小组活动签到表"(一张，参见附件1)、"自我管理效能调查问卷"(每位组员各一份，参见附件2)。
4. 条件许可，为每位组员发放一本自我管理笔记本。

活动安排

活动1:介绍自己，引出共同问题	(30分钟)
活动2:认识高血压病、糖尿病	(10分钟)
活动3:课程概述、组员责任	(10分钟)
休　　　息	(10分钟)
活动4:体验运用心力应对症状	(10分钟)
活动5:讲解、制订行动计划	(40分钟)
活动6:总结	(10分钟)

活动 **1**

介绍自己，引出共同问题

方法：

组长讲解、组员自我介绍

1. 签到、填写调查问卷

组员到达活动现场,在"高血压病、糖尿病患者自我管理小组活动签到表"(附件1)上签到后,每人分发一支笔和一份"自我管理效能调查问卷"(附件2),请组员自己填写调查问卷。

2. 致欢迎辞

待组员到齐后,组长致欢迎辞。

大家好,欢迎大家来参加高血压、糖尿病患者自我管理课程! 我是……(组长名字),接下来的6个星期将由我担任这次自我管理小组活动的组长。高血压、糖尿病是常见的疾病,我自己(或家人、亲戚、同事等)也患有高血压(或糖尿病)。我相信这个自我管理课程,接受过培训从而成为组长。我自己亲身实践、体验其中的自我管理技能,这些技能使我受益匪浅。所以,我很乐意将这美好的课程与大家分享,希望大家能够从中受益,改善自己的健康状况。

3. 分发台牌

请组员各自在自己的台牌上写上自己喜爱的称呼,这称呼是在小组活动中希望组长和其他组员称呼他的,如姓名、昵称等;字体要足够大,在场的所有人都能看见。

组长带头在自己的台牌上写上称呼,给大家做示范。请不要帮助任何一位组员写台牌,这是自我管理课程。

4. 自我介绍

待台牌都写好后,组长告诉组员,首先相互认识一下,每人做一下自我介绍,从表1-1中所列的三方面来介绍。

组长先做示范介绍,待组员思考1～2分钟后,请每个组员轮流每人花1～2分钟的时间按照所列的三方面做自我介绍。可以这样介绍自己:

我是某某,患了高血压病。这个病常使我感到头痛、不舒服,也使我老担心血压控制不好。

在组员做介绍时,组长将组员所说的由疾病带来的问题逐一写到白板上。

请组长不要任由组员过于详细诉说自己的情况或症状。遇到这样的情况,请提醒他们只需说出2～3个因患病引致的问题。

表1-1 自我介绍

1	自己的姓名
2	自己所患的疾病。若自己无高血压病和糖尿病,说出家人、亲友或同事中有没有谁患有高血压病(或糖尿病)
3	举出2～3个因为自己患有高血压病(或糖尿病)或与高血压病、糖尿病患者一起生活、工作而引致的问题

5. 组长总结由高血压、糖尿病带来的问题

刚才,大家分别介绍了自己(或家人、亲友、同事)所患的疾病——高血压病或糖尿病,或者既有高血压病又有糖尿病,并介绍了由高血压病和糖尿病所带来的问题。有不舒服的症状(如疼痛、乏力、疲劳等)、有负面情绪(如焦虑、紧张、恐惧、抑郁等)等。

高血压病和糖尿病都是不可根治的,但是我们千万不要被吓倒。即使得了高血压病或者糖尿病,您仍然能拥有健康且长寿的生命,关键在于您是否进行有效的自我管理。高血压病、糖尿病自我管理课程,就是要深入讨论这些问题,并共同学习怎么解决这些问题。

活动 **2**

认识高血压病、糖尿病

方法：

组长讲解

1. 我们要处理由高血压病、糖尿病带来的问题，认识它们的发生原因、特点对我们非常重要和有帮助。

2. 组长利用表1-2、表1-3、图1-1、表1-4讲解高血压病、糖尿病的定义、发病原因及危害。

血液在血管内流动时对血管壁造成的侧压力，叫血压。心脏收缩时，血压上升达到最高值称为收缩压（SBP）；心脏舒张时，血压降到最低值称为舒张压（DBP）。

成人理想的血压：收缩压/舒张压<120/80 mmHg。

在未使用降压药物的情况下，非同日三次测量上肢血压，收缩压≥140 mmHg，和/或舒张压≥90 mmHg，为高血压。血压水平分级见表1-2。

90%以上的高血压发病原因尚不明确，称为"原发性高血压"，即高血压病。

如果血压高是由于某些疾病（如肾脏病、原发性醛固酮增多症、嗜络细胞瘤等）引起的，称为继发性高血压。继发性高血压应针对病因进行治疗。

表1-2 血压水平分类和定义(单位:mmHg)

正常血压	收缩压<120	且	舒张压<80
正常高值血压	收缩压120～139	且(或)	舒张压80～89
高血压	收缩压≥140	且(或)	舒张压≥90
1级高血压(轻度)	收缩压140～159	且(或)	舒张压90～99
2级高血压(中度)	收缩压160～179	且(或)	舒张压100～109
3级高血压(重度)	收缩压≥180	且(或)	舒张压≥110
单纯收缩期高血压	收缩压≥140	且	舒张压<90

糖尿病是指由于体内的胰腺不能产生足够的胰岛素或所产生的胰岛素不能被身体有效地利用,导致血液里葡萄糖进入细胞为身体产生能量受阻,这样血液里葡萄糖(简称"血糖")浓度就会升高。在肾脏过滤血液时,多余的糖分由尿液排出。多尿并且尿中含有大量的糖,"糖尿病"一词由此而来。

糖尿病的诊断,符合表1-3中的任一项即可诊断为糖尿病。

表1-3 糖尿病的诊断标准

1	典型糖尿病症状(多饮、多尿、多食、体重下降) 加上随机血糖检测,静脉血浆葡萄糖≥11.1 mmol/L
2	或加上空腹血糖检测,静脉血浆葡萄糖≥7.0 mmol/L
3	或加上葡萄糖负荷后2小时血糖检测,静脉血浆葡萄糖≥11.1 mmol/L 无糖尿病症状者,需改日重复检查

糖尿病典型症状:"三多一少",多尿、多饮、多食、体重减轻。相当部分的糖尿病患者没有典型症状,是因为合并其他疾病或查体时被确诊为糖尿病。糖尿病的不典型症状有:经常感到疲乏、劳累;视力下降、视物模糊;皮肤瘙痒,尤其是女性外阴瘙痒;下肢麻木或刺痛;伤口难愈合,反复感染,比如泌尿系统或胆道感染、皮肤疖肿及霉菌感染等;部分早期糖

尿病临床表现为低血糖,如午餐前饥饿、心慌等。

空腹:指8~14小时无任何能量摄入。

任意时间:指一天内任何时间,与上次进餐时间和食物摄入量无关。

OGTT:指葡萄糖耐量试验。

糖尿病的分型:糖尿病有1型糖尿病、2型糖尿病、其他特殊类型糖尿病和妊娠糖尿病。其中,大多数的为2型糖尿病。

近年来,随着人们生活方式改变,体力活动减少、能量摄入过多,2型糖尿病的患病人数急剧增加。

高血压病、糖尿病不是单独的一种疾病,持续的血压升高、血糖升高会造成心、脑、肾、全身血管损害,严重时会发生脑卒中、心肌梗死、肾病、失明等严重并发症。如图1-1所示。

患了高血压病、糖尿病并不可怕,关键是今后要控制好血压、血糖,防止并发症发生,提高生活质量。

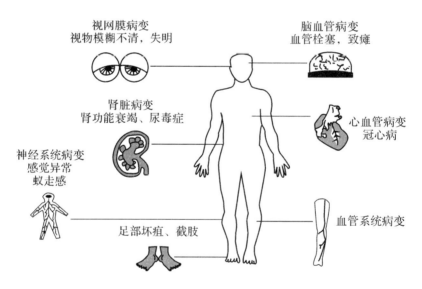

图1-1 高血压病、糖尿病的危害

高血压病和2型糖尿病发病的危险因素相似,如表1-4所示,有年龄(随着年龄的增加,人体器官功能降低,血管壁弹性降低、胰岛分泌胰岛素的能力下降)、遗传(高血压病、糖尿病的发生与多种易感基因相关,有家族遗传性,有高血压病、糖尿病家族史的较无家族史的更易患高血压病、糖尿病);不健康的生活方式(饮食不合理、缺乏运动、肥胖、吸烟、超量饮酒、长期情绪紧张等)。

年龄、遗传是不可改变的危险因素,但是,不健康的生活方式是可以改变的危险因素。

表 1－4　高血压病、2 型糖尿病发病原因

年龄	饮食不合理
遗传	缺少体力活动
	肥胖
	吸烟
	超量饮酒
	长期精神紧张

3. 大多数人都会视人生为一条路,这条路也许迂回曲折,也许会充满障碍或意料不到的事情。患上高血压病、糖尿病会使这条路发生变化。我们在活动 1 中提到,高血压、糖尿病会使我们的生活受到限制,有时会感到沮丧、茫然。我们的人生之路可能会更迂回曲折或者有更多更大的障碍和意料不到的事情出现。

面对这些变化,我们可以采取不同的方法和态度。如果我们采取消极的态度,任由疾病发展,那我们的健康状况会每况愈下,能力会渐渐减退;反之,如果我们以积极的态度面对疾病,学会自我管理,通过自己的不断努力去改善或者维持基本的健康,我们就能战胜疾病,享受生活,一样可以生活得健康、长寿!

活动 **3**

课 程 概 述、组 员 责 任

方法：

组长讲解

1. 自我管理课程概览

在活动 1 中，大家谈到患了高血压病、糖尿病后可能会遇到疼痛、疲劳等不舒服症状、活动受限、看医生不便、负面情绪等问题；在活动 2 中，我们知道了高血压病、糖尿病的发生、发展与膳食不合理、缺乏运动、吸烟、超量饮酒、长期精神紧张等因素密切相关。在"高血压病、糖尿病自我管理课程"中，我们将讨论如何解决这些问题。

结合表 1-5，讲解高血压病、糖尿病自我管理课程中将要讨论、学习的自我管理技能。组长可以列举组员们提出次数最多的几个问题（如饮食、负面情绪），指出在第几周处理该问题。

组长可将表 1-5 制作成挂图挂在活动室或复印后发给每位组员。

表1-5 高血压病、糖尿病患者自我管理课程概览

课程内容	第1周	第2周	第3周	第4周	第5周	第6周
自我管理概论	✓					
制订行动计划	✓	✓	✓	✓	✓	✓
交流/解决问题		✓	✓	✓	✓	✓
运用心力应对症状	✓	✓	✓	✓	✓	✓
理解情绪		✓				
体重管理		✓				
适量运动		✓				
沟通技巧			✓			
改善呼吸			✓			
健康饮食			✓			
积极思维				✓		
自我监测				✓		
合理用药					✓	
精明治疗决策					✓	
与医护人员合作						✓
减烟戒烟						✓
限量饮酒						✓
计划未来						✓

2. 自我管理任务

我们以积极的心态主动管理自己的健康问题,从三个方面来管理。

结合表1-6,讲解自我管理内容。

(1) 经常监测自己的病情,如血压、血糖、有无新的并发症等。

(2) 定期复诊,向医生尽量全面报告自己的症状、服药、生活方式等情况,主动参与自己治疗计划的制订。

(3) 制订自己的目标,并朝目标不断努力。

(4) 继续日常的社会活动,继续做您认为重要的事。尽管有时需改变一下方式,如在做园艺时由站着改为坐着。

(5) 管理自己的情绪变化,疾病会导致情绪发生变化,如生气、对未

来感到茫然、感到沮丧等。其实,人有喜、怒、哀、愁等情绪变化是正常的,即使生命中有不顺心的事情发生,我们要学会管理好自己的情绪。

表 1－6　自我管理内容

1	关注健康问题	病情监测、服药、复诊、改变不健康生活方式等
2	继续日常活动	如上班、家务、社交等
3	管理情绪变化	如紧张、忧郁、愤怒、恐惧等

3. 组员责任

为了使每位组员都能从自我管理课程中受益并能充分享受这个课程带来的乐趣,请大家关注一下组员责任。

组长结合表 1－7,讲解组员责任。

(1) 准时出席。课程共 6 节,请准时出席每一节课程。

(2) 尊重他人。在别人发言时,请不要评论或打断别人。

(3) 保护隐私。在本自我管理小组内交流的涉及隐私的内容,请不要向外泄露,如某人患了什么病,某家的人有什么习惯等。

(4) 积极体验。在课程中会有许多自我管理的技能,有的是在课程现场体验(如练习呼吸技巧),有的是在课后体验(如执行行动计划等),请大家在上课时或课后积极体验。

(5) 保持联系。大家可以各自寻找自己的自我管理伙伴,互留电话,保持联系,互相鼓励,交流心得。

(6) 上课时请关闭手机,或将手机设为静音状态。课堂中有许多体验活动,若有来电铃声会干扰其他组员,影响活动效果。

表 1－7　自我管理小组组员责任

1	准时出席
2	尊重他人
3	保护隐私
4	积极体验
5	保持联系
6	手机静音

活动 **4**

运 用 心 力 应 对 症 状

方法：

现场体验、组长讲解、集思

1. 现场体验心力的影响力

为了让组员能亲身体验到心理作用对身体的影响力,组长请组员进行下面的体验活动。

请组员选择一个自己觉得舒服的姿势,闭上眼睛,组长以较慢的语速读出下面的一段话,让组员体验发生的生理反应。

组长提醒组员:请大家关闭手机或将手机设为静音状态。

好,请大家选择一个您觉得最舒服的姿势,坐着或躺着,闭上眼睛。思路随着我的讲稿走。

先做 3 次深呼吸,吸气,慢慢呼气⋯⋯吸气,慢慢呼气⋯⋯很好,再来一次,吸气,慢慢呼气⋯⋯

想象你正拿着一个大大的黄色柠檬,

你的手感觉到这个柠檬外皮的质感。

将柠檬靠近你的鼻子,你会闻到强烈的果酸香味(暂停一下让组员想象这情景⋯⋯)。

现在,你随意咬一口这柠檬⋯⋯

充满了果汁⋯⋯

满口都是柠檬汁⋯⋯

你尝到满口酸酸的柠檬汁味道⋯⋯

柠檬汁滴漏到下巴⋯⋯

继续吸吮那柠檬汁吧⋯⋯

（给组员几秒钟去想象这情景）

好，请睁开眼睛。

组长询问组员：刚才体验时，大家身体有什么反应？

组员纷纷回答。

2. 讲解心理作用的影响力

刚才的体验活动充分说明了我们的心理会影响我们的生理。

所谓"心力"，就是心理作用。我们都听说过心理作用与身体是紧密联系的，心理作用对身体有重大的影响。

刚才，其实根本就没有柠檬，但是我们的心理作用导致我们身体发生了反应，嘴里有唾液的分泌并有酸涩的感觉。

大家也许都听过"望梅止渴"这个故事，当年曹操率领部队去讨伐张绣，天气非常炎热，而行军途中又找不到水，士兵们都很渴。于是，他传令："前边有一片梅子林，果实非常丰富，又酸又甜可以解渴。"士兵听后，嘴里都流出了口水，曹操就这样鼓舞士气，把士兵们带到了有水的地方。

其实，我们所有人都曾感受过心理的力量对身体产生的影响，我们的思想、情感，我们的愉悦、悲伤，都会以不同的方式引起身体的反应。因此，我们应该发挥心力的作用管理自己的健康，通过训练和练习，学会利用思想去放松身体、减轻紧张、焦虑、生气等对身体不利的负面情绪，舒缓疼痛等不舒服症状。这就是所谓的"认知技术"。认知技术，有渐进式肌肉放松法、转移注意力等。在接下来的课程中，我们会一一练习。

但是，请切记，当身体出现胸痛、突然一侧麻木或无力等症状时，千万不可使用这些技巧。胸痛、突然一侧麻木或无力，有可能是心脏病或脑卒中，这时，应立即看医生，按医生的指示做！

3. 转移注意力的技巧

俗话说："一心不能二用。"当我们身体有不舒服的症状，或者有短期的厌烦情绪（如上楼梯、做家务等）时，我们可以用转移注意力的技巧来应对。

组长请组员集思：有哪些转移注意力的技巧？

集思，可以让我们在最短的时间内分享最多的关于某个话题的意见。在做集思活动时，任何人都可以提出意见，任何人都不可以在集思时就任何意见给予正面或负面的批评,任何人都只可以在集思结束后才提问或讨论。

在集思结束后,组长可以总结一下转移注意力的技巧。

短暂的转移注意力的技巧:唱歌、在脑海中做游戏、计划一顿晚餐、想象一段情景等。

长时间转移注意力的技巧:看电视、看电影、阅读、与朋友或家人聊天、园艺等。

提醒组员,在进行较长时间的转移注意力活动期间,要稍作休息,以免活动过度导致更大程度的疲劳或痛苦。

活动 **5**

制订行动计划

方法：

组长讲解、组员参与

1. 行动计划是一项重要的自我管理工具

所有人都有能力去做促进健康的事，但是有许多人没有去做。例如，大多数人都可进行体育运动，但是只有很少数的人能够长期地坚持；大多数人都知道吃盐太多不利于健康，但是因为多年养成的饮食习惯，盐就是很难减下来。

我们不妨为自己制订一个一周的"行动计划"，将"行动计划"记录下来提醒自己去执行。"行动计划"可以帮助我们做到自己知道应该做的事。

如何为自己制订一周的"行动计划"？

在自我管理中，为自己制定目标是一个重要的环节，因为一旦有了明确的目标，我们内心深处就会产生一种力量，激励自己努力地朝着既定的目标前进。

制定目标时，根据自己的状况（健康状况、生活行为状况、家庭状况等）确立目标。如超重的人可以将体重控制到正常范围设定为一个目标；吸烟的人可以将戒烟设定为一个目标；重口味的人可以将每天摄盐量减少到 6 克内设定为一个目标。

学会将大目标分解为一个个小目标，根据自己要达到的目标、自己的健康状况、周围可及的运动设施，或者在医生的建议下，明确自己想做的事情，再落实到每周的行动计划中。如对一个需要减重的人，可以决定在每周的周一至周五晚上晚餐后半小时步行 30 分钟。

在制订的行动计划里,需明确以下5个要素,如表1-8所示。

① 做什么? 是自己想做的,不是别人认为你应该做的事情;是具体的行为,不是结果。如:减肥是结果,不是行为。为了达到减肥的结果,具体行为可以是走路、做仰卧起坐、游泳、少吃半碗饭等。

② 做多少? 可以是多少个,也可以是多少时间。如仰卧起坐100个、游泳20分钟等。

③ 何时做? 如上午10点左右、晚饭后30分钟等。

④ 每周做多少天? 不建议制订每天都做的行动计划,每周3~5天较适宜。这样允许一旦遇到特殊情况有某天或几天不能做时,还有补救的机会。假如计划每周做7天,结果因为特殊情况只做了6天,心理就会有挫折感;而制订的每周做5天,结果做了6天,就会感到很开心,有成就感!

⑤ 有多少信心? 以0分代表完全没有信心,10分代表有十足的信心,你觉得你完成①~④的行动计划的信心是多少分? 一周行动计划必须是预计未来一周时间内可以完成的。如果信心在7分以下,说明信心不足,须调整行动计划。

做什么? 如步行。做多少? 20分钟。何时做? 晚饭后半小时。每周做多少天? 每周5天。有多少信心? 8分。"我将在晚饭后半小时步行20分钟,每周做5天,8分的信心。"这就是一个行动计划。

表1-8 一周行动计划5要素

1	做什么?	自己想做的、具体的行为
2	做多少?	可以是数量、也可是持续的时间等
3	何时做?	具体的时间
4	每周做多少天?	每周做3~5天较合适
5	几成信心?	至少有7成的信心

2. 为自己制订未来一周行动计划

组长首先示范,制订自己的行动计划,为组员起好榜样带头作用。组长的行动计划最好能是围绕当天课程内容的行为,可以是运动方面的,也可以是饮食方面的,或者做一下放松活动,或者控烟等。组长的行动计划最好对组员们来说是合适的。例如,即使组长每天能步行5公里,但在你向组员们报告时最好改为每天步行2或3公里。

然后,请组员根据自己的情况为自己制订未来一周行动计划,建议组员们的行动计划与当天课程内容相关。待思考2分钟后,组长请每位组员逐一说出自己的行动计划,"一个都不可少"。

在每位组员介绍结束后,组长带领其他组员给发言者鼓掌!

才开始组员们也许不能熟练地制订自己的行动计划,组长可适当地加以引导和帮助,提示组员表1-8中的行动计划5要素。

提醒组员,将自己的行动计划记录于"自我管理笔记本——一周行动计划及执行情况记录表"(如表1-9、附件3)上;在未来一周内,提醒自己执行行动计划,并记录下完成情况(如表1-10)。若未能完成,记录下阻碍行动计划完成的原因,下周上课时会进行交流。

表1-9 一周行动计划及执行情况记录表

行 动 计 划	
未来一周,我将	(做什么)
	(做多少)
	(何时做)
	(多少次)
	(几成信心)
执 行 情 况		

日 期	评 估	随 记

表 1-10　一周行动计划及执行情况记录表(举例)

行　动　计　划		
未来一周,我将	步行	(做什么)
	40 分钟	(做多少)
	晚饭后半小时	(何时做)
	4 次	(多少次)
	8 成	(几成信心)
执　行　情　况		
日期	评估	随　记
2018.11.17	—	下雨
2018.11.18	✓	一边慢慢地走,一边留意身旁的人和事
2018.11.19	✓	晚上天气有点凉,走后身上热起来
2018.11.20	—	晚上有应酬
2018.11.21	✓	与家人一起走,很开心
2018.11.22	—	有点累
2018.11.23	✓	走后感觉很舒服

在组员制订行动计划时,请组长留意,若组员使用"我希望……""我应该……""我想尝试……"等字眼时,提示他们用"我会……"开始陈述自己的行动计划。

组长提醒组员:每位的发言时间,尽量控制在 2 分钟内。避免花 3 分钟以上的时间协助任何一位组员。

如果有组员说对完成行动计划的信心低于 7 分,组长可以问组员:"是什么让你对完成这个行动计划没有足够的信心? 你估计会遇到什么样的问题?"接着讨论一下组员提出的问题,并邀请其他组员一起想办法。待组员们发言后,组长最后提供意见,并请组员重新修订下行动计划。

活动 **6**

总 结

1. 组长总结一下这节课的主要内容。

2. 提醒组员将行动计划的执行情况记录在"自我管理笔记本——一周行动计划及执行情况记录表"(附件3)上,下周带回到课堂上。

3. 组长提示在接下来的一周时间里会联系组员,支持他们执行行动计划。

4. 预告下节课的内容有交流/解决问题、有效运动、应对情绪变化、体重管理。

5. 感谢每位组员的参与。

最后,留15分钟回答有问题的组员的提问,收回台牌、签到表等,收拾场地。

第 二 节

内　　容

1. 学习如何解决问题。
2. 讨论应对不良情绪的方法。
3. 讨论如何管理自己体重。
4. 介绍适量运动。
5. 制订运动计划。

目　　标

本节课结束时，组员能够：

1. 了解解决问题的步骤和途径。
2. 了解应对不良情绪的方法。
3. 识别一种或多种维持自己理想体重的策略。
4. 为自己制订可行的运动计划。

课前准备

1. 活动场所(横幅、桌椅排列成圆形或椭圆形或马蹄形)。
2. 上课时用的投影仪、笔记本电脑、投影幕布(或用挂图)、白板笔和白板。
3. 台牌(组长和参加的组员各一个)、笔、上节课用过的签到表。
4. 体重秤、体质指数(BMI)尺(或腰围尺、BMI 速查卡)(条件许可给每位组员各发 1 份)。
5. 为每位组员准备一份"力量与柔韧性运动"(附件 4)的复印件和两张空白的"膳食日记"(附件 5)。

活动安排

活动 1:交流问题、解决问题　　　　　　(30 分钟)
活动 2:应对不良情绪　　　　　　　　　(10 分钟)
活动 3:体重管理　　　　　　　　　　　(10 分钟)
　　　　休　　息　　　　　　　　　　　(10 分钟)
活动 4:适量运动　　　　　　　　　　　(30 分钟)
活动 5:制订行动计划　　　　　　　　　(25 分钟)
活动 6:总结　　　　　　　　　　　　　(5 分钟)

活动1

交流问题、解决问题

方法：

组长讲解、组员交流、集思

1. 交流上周行动计划的执行情况

组员到活动场所,组长请组员签到,将上次用过的台牌发给各位组员。

首先,欢迎大家回到高血压病、糖尿病自我管理课程。然后,组织大家轮流报告上周的行动计划及执行情况,报告的内容如表2-1所示。

表2-1 一周行动计划及执行情况

1	上周的行动计划是什么?	做什么、做多少、什么时候做、一周做多少次
2	行动计划完成了多少?	是否完成了行动计划?
3	假如未完成,讲述阻碍行动计划完成的原因……	

组长首先简明、扼要地报告自己的上周行动计划及执行情况,给组员做个示范。请切记:组长出色地完成自己的行动计划,对组员是很好的榜样!

组长应鼓励每位组员都参与交流。提示:为了能让每个人都有交流机会,请各位组员发言时间不要超过3分钟。遇到严重超时的组员,给予适当的暗示。对严重偏题、跑题的,给予适当的引导。不要花太多时间在那些老是"唱反调"或"确实有问题"的组员身上,这些可以在课后个别交流。

如果组员在执行计划过程中遇到了问题,则询问他有没有想出解决的办法。如果他能及时调整自己的行动计划并完成,则组长应赞许他是个懂得管理自己的人;如果没有解决,询问其他组员有没有遇到过类似的问题。

不管组员有没完成行动计划,组长都要带领其他组员在他发言完毕后给予热烈的掌声!

2. 集思解决问题的方法

在刚才交流上周行动计划执行情况的过程中,有些组员没能完成行动计划,他们讲述了阻碍行动计划完成的具体问题。现在,组长要带领大家共同思考如何解决这些问题。

组长询问未能完成行动计划的组员,是否愿意让大家一起来帮助他解决问题。若有人愿意,组长就把他的行动计划以及行动计划未能完成的原因陈述一下。

下面,请大家一起来帮 ＊＊＊ 想想办法,如果您遇到这个问题,您会怎么办? 或者,您会给 ＊＊＊ 一些什么建议?

组长在主持时,要鼓励大家多发言;无论是什么建议,组长不要评论建议是好还是不好(也不要让其他组员评论)。在每位组员发言后,组长都要带领其他组员给发言者鼓掌!

待集思结束后,组长询问刚才那位未能完成行动计划的组员,对大家提出的建议,他会选择其中的哪一项去尝试。

若有其他组员也愿意请大家帮助,组长可以主持帮助 2～3 个组员解决问题。

3. 解决问题的步骤

如何解决问题是一项非常重要的自我管理工具。现在我们来看看解决问题有哪些步骤?

组长可以利用刚才与大家一起讨论过的一个问题作为例子,讲解表 2-2 解决问题的步骤。

第一,要找出真正的问题在哪儿。这是最重要的、也是最困难的一步。例如:某人老是咳嗽,怀疑咽喉部有问题,其实真正的原因是他正在服用的降压药的副作用。

第二,列出几个可以解决此问题的办法。

第三,选择其中的一个办法去试行,看看有无效果。

第四,若选择的办法有效,最好! 若选择的办法无效,则选择清单上的下一个方法去试行,再评估成效。

第五,在寻求解决问题办法的过程中,要多请教身边的家人、朋友、同事、社区医生护士,或上网查询相关的资料等。

第六,若问题实在不能解决,暂且放在一边,待以后再想办法。

表 2 - 2　解决问题的步骤

1	找出真正的问题所在(最重要的一步)
2	列出可以解决问题的办法(可以列出几个)
3	选择其中的一个办法去试行看有无效果
4	若无效,则改行另一方法
5	充分利用资源
6	接受问题暂时不能解决的现实,待日后再想办法

活动 2

应对不良情绪

方法：

组长讲解、组员讨论、集思

1. 不良情绪对健康的影响

请组员举手示意：

有多少人愤怒过？待组员举手示意后再问下一个问题。

有多少人恐惧过？待组员举手示意后再问下一个问题。

有多少人沮丧过？待组员举手示意后再问下一个问题。

有多少人紧张过？待组员举手示意后讲述：

我们都曾有过愤怒、恐惧、沮丧、焦虑、紧张等情绪，这些情绪被称为"不良情绪"。因为这些情绪对我们的生活、工作有负面影响，也会引起身心伤害。

产生不良情绪是很普遍、很平常的现象，就像我们的人生道路总会崎岖不平一样。健康对每个人都很重要，患上高血压病或糖尿病后，会使人对未来感到恐惧、对家人感到忧虑、对身体不如从前感到沮丧……这些不良情绪，几乎每个人都曾有过。

2. 分享曾经有过的不良情绪

下面请每两位患者一组，我们花 6 分钟的时间请每位组员与对方分享：

高血压病、糖尿病怎样使自己产生不良情绪？产生不良情绪的原因？

6 分钟后，您将代表您的伙伴向大家汇报您伙伴与您分享的内容。

组长请组员分组，2 人一组，分享时间共 6 分钟，每位组员各分享 3 分钟。

待 3 分钟后,组长提醒组员对调分享。

6 分钟的互相分享结束后,组长请 1～2 组自愿的组员向大家汇报下其伙伴分享的内容。

3. 应对不良情绪的办法

我们刚才与伙伴分享了高血压病、糖尿病怎么会引起不良情绪;其实,疾病与不良情绪的影响是双向的(展示图 2-1):

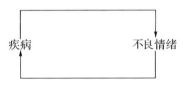

图 2-1　疾病与不良情绪相互影响

患了高血压病或糖尿病会产生不良情绪,不良情绪未及时处理会加重高血压病、糖尿病的病情。所以,一旦有不良情绪出现,要学会自我调节。

请组员集思:一旦有不良情绪出现,如沮丧、生气、恐惧、抑郁、紧张、悲伤等,用什么方法应对?

待组员集思后,组长介绍表 2-3 中可以应对不良情绪的办法。

(1) 到户外大自然中去做一些体育活动或运动,享受阳光、青草、绿树、鲜花、微风等大自然的恩赐。

(2) 做一些放松活动,如听音乐、做园艺、唱歌、跳舞等。

(3) 打电话给朋友、给家人倾诉,倾诉后会倍感轻松。

(4) 参与一些社交活动,如朋友聚会等。

(5) 做义工或其他可以帮助别人的事,"帮助别人,快乐自己"。

(6) 做一些自己特别想做而以前没做的事,如买自己心仪已久的鱼竿、衣服等。

(7) 把那些不想与别人交谈的想法或感受,用笔写下来。心理学家发现,把自己的感受写下来能帮助自己更了解并更有把握地处理自己的问题。

(8) 回忆一些自己曾经拥有的快乐时光或令您骄傲的光荣时刻。

表 2 - 3   应对不良情绪的办法

1	做喜欢的体育活动或户外运动
2	做些放松活动
3	打电话向家人或朋友倾诉
4	参与一些社交活动
5	做义工或其他帮助别人的事
6	做一些自己想做并令自己高兴的事
7	写下自己的感受或想法
8	想想自己曾有过的快乐时光或光荣时刻

活动 **3**

－－－－－－－－－－－－－－－－－－－－－－－－－－－－－

体 重 管 理

方法:

组长讲解、现场体验、集思

1. 什么是理想体重?

在第一节课的"认识高血压病和糖尿病"的活动中,我们了解了超重(肥胖)是高血压病、糖尿病的发生发展的重要危险因素。超重、肥胖使发生高血压、糖尿病的危险增加 2～6 倍。另外,超重、肥胖还会带来冠心病、血脂紊乱、痛风、癌症、脂肪肝、胆结石、骨关节病等许多疾病。体重过低,会导致抵抗力下降,容易感染疾病,增加骨质疏松危险;女性易发生月经紊乱。因此,体重过高和过低,均会影响健康。

理想的、促进健康的体重是体质指数(BMI)在 $18.5～23.9 \text{ kg/m}^2$ 范围内,体重过低、过高均不利于人体健康。

如何判别自己体重是否为理想体重? 有两种简单方法,如表 2-4 所示。

$$BMI＝体重(单位:千克)÷\left[身高(单位:米)\right]^2。$$

中国人的标准是 BMI 大于 24 为超重,大于 28 为肥胖。

对一个身高 1.75 米的人来说,体重在 $(18.5～24)×1.75^2 \text{ kg}$,即在 $57～73 \text{ kg}$ 之间为正常体重。

条件许可,可为每位组员准备一个 BMI 尺或 BMI 速查卡,组长演示如何操作。

以中国人的标准,男性腰围超过 90 厘米、女性超过 85 厘米,为腹型肥胖,也叫中心性肥胖。中心性肥胖对心脑血管疾病、高血压病、糖尿病的危险性更大。

表 2-4 超重(肥胖)判别方法

指　标	测量和计算方法	判断标准
1. 体质指数(BMI)	直立、免冠、脱鞋,测量身高和体重 体重(kg)÷[身高(m)]^2	<18.5 体重过低 18.5~23.9 正常 24~27.9 超重 ≥28 肥胖
2. 腹围	在骨性胸廓最下缘与髂嵴最上缘的中点水平面,用软皮尺贴着皮肤表面但不压迫软组织进行测量	男性:≥90 厘米 女性:≥85 厘米 腹型肥胖

2. 现场体验

组员两两一组,互为对方测量身高、体重、腹围,计算体质指数(BMI),判断自己体重是否为理想体重。

3. 如何控制体重?

体重除了受自身的遗传基因影响外,主要决定于我们吃进去的能量与消耗的能量间是否平衡。

组长请组员集思:体重超标的人怎么才能将体重控制在理想范围内?

待组员发言后,组长展示表 2-5,讲解控制体重的方法,强调饮食控制加体育锻炼是最合适的减重方法。

(1)制定减重目标。目标必须是可以实现的、循序渐进的目标,如每周减 0.5~1 千克,比每个月减 5~10 千克可行性强。

(2)确定减重行为。行为必须是具体的,如每天快速行走 20 分钟,每周 5 次;或者,每晚少吃半碗饭等。

(3)跟踪减重结果。记录下日期、落实的具体行为(如晚饭后 1 小时,快步行走,20 分钟)、监测的体重。

(4)坚持有氧运动。规律的有氧运动,运用身体的大肌肉燃烧脂肪。在下一活动中会着重讲解如何进行有氧运动。

（5）减少能量摄入。如果只有运动，不改变饮食习惯，那么很难达到减重效果。改变饮食习惯，如吃饭时慢慢地吃、专心地吃，在更好地享受了美食的同时，也减少了摄入量。"饭前喝汤，苗条健康"，吃饭前喝汤，增加饱腹感，可减少摄入量。减少饮食的份量，如从一碗饭，减到 3/4 碗。关于如何健康饮食，我们会在第三节课重点讨论。

表 2-5　控制体重方法

1	制定减重目标	可行的、循序渐进的目标
2	确定减重行为	具体的行为
3	跟踪减重结果	包括日期、行为、体重等
4	坚持有氧运动	每周累计 150 分钟，中等强度
5	减少能量摄入	改变饮食习惯、减少每份的份量

活动 **4**

适量运动

方法：

组长讲解、组员现场体验、集思

1. 运动的益处

俗话说："生命在于运动,运动有益健康。"任何人都可以享受运动带来的好处和乐趣,使自己更活跃、更喜欢运动。

组长请组员集思:为什么运动那么重要?

待集思后,组长补充如表 2-6 中所列的适量运动的好处。

表 2-6　适量运动的好处

1	提高机体抗病能力
2	改善糖和脂肪代谢
3	增强心肺功能、增加血管弹性
4	增加肌肉力量
5	增强耐力和体魄
6	增强身体柔韧性和平衡性
7	维持好身材
8	缓解紧张、焦虑等负面情绪
9	改善睡眠
10	恢复身体机能
11	预防便秘
12	延缓衰老

　　在第 1 节课上,我们了解到"缺少体力活动"是高血压病、2 型糖尿病共同的致病危险因素(组长展示表 1－4);而对已有高血压病和糖尿病的人而言,适量的运动除了表 2－6 中所列的好处外,对降压、降糖也非常重要。

　　(1) 适量运动,可消耗多余的能量,维持正常体重,改善糖和脂肪代谢。

　　(2) 适量运动,可调整自主神经系统功能,降低交感神经的兴奋性,使外周血管舒张,血管弹性增强,血压下降。

　　(3) 适量运动,可增强肌肉力量,增强肌肉细胞对糖的摄取和利用能力,提高胰岛素敏感性,利于降低血糖。

　　(4) 适量运动,可缓解紧张、焦虑等不良情绪,改善中枢神经系统功能,导出松弛效应,促使血压平稳和下降。

表 1－4　高血压病、2 型糖尿病发病原因

年龄	饮食不合理
遗传	缺少体力活动
	肥胖
	吸烟
	超量饮酒
	长期精神紧张

2. 全面、适宜的运动

　　"生命在于运动",每个人都可根据自己的身体状况、周围的运动设施,选择自己喜欢的、力所能及的运动,享受运动带来的乐趣。

　　运动并不一定非要强度很大、时间很长。运动也并不是一定要大汗淋漓、筋疲力尽。人体如同一台机器,如果长久不动,机器就会生锈;但如果长期超负荷运动,机器就会提前老化。关键在于要科学地进行适量的运动。

　　一个全面的运动计划应包括三类运动(参照表 2－7 讲解):

一是增强身体灵活性和柔韧性的运动。通过伸展、拉伸肌肉和关节,增强身体的柔韧性,从而提高身体的灵活性,提高活动的效果,减少软组织受伤的可能性。

二是增强肌肉力量的运动。使肌肉更强壮、更有力量。

三是耐力运动。又称有氧运动、心血管运动,可以增强心血管和呼吸系统的工作能力。

表 2-7　三类运动及功效

1	灵活性和柔韧性锻炼	通过躯体或肢体的伸展、屈曲和旋转,锻炼关节的柔韧性和灵活性
2	增强肌肉力量的运动	对抗阻力的重复运动,如哑铃操、上楼,使肌肉更强壮,更有力量
3	有氧(耐力)运动	运动中需要氧参与的运动,如步行、慢跑、蹬自行车等,增强心肺功能

组长带领组员现场体验什么是力量与柔韧性运动,力量与柔韧性运动该怎么做。

下面介绍一组能增强肌肉力量和身体柔韧性的运动,这类运动平时在家里或在办公室里都可以做,也可以在有氧运动之前热身时或有氧运动后作为整理运动来做。

首先来看力量与柔韧性运动的小贴士(讲解表 2-8)。

表 2-8　力量与柔韧性运动小贴士

1	做每个动作时要缓慢、轻柔,避免弹跳和猛拉
2	放松绷紧的肌肉和僵硬的关节,将其伸展到有拉紧的感觉就足够,保持 10～30 秒,然后放松
3	避免过分用力,伸展时应保持舒适的感觉,不应有疼痛感。运动过程中若有疼痛感,就暂时停止这一项运动
4	做任何运动,刚开始时重复次数不要超过 5 次,以后逐渐增加次数

续表 2 - 8

5	左、右两侧做相同数量
6	自然呼吸,不要屏气
7	所有的项目,都可因个人的实际情况和需要调整,量力而行

课程提供了一套从头部到足部的力量与柔韧性运动,见附件4:力量与柔韧性运动。组长带领组员参照附件4的各动作要领和图解,现场体验一下其中的几项运动。

待体验完毕后,提醒组员回去自行练习,若有问题或不解的地方,下周来解决。

有氧运动,又称耐力运动、心血管运动,是人体在氧气供应充分的情况下进行的体育锻炼,这种运动利用全身许多大肌肉群来进行有节奏的、重复的运动。运动后可使心跳、呼吸频率加快,令人出汗。

请组员集思:常见的有氧运动有哪些?

待组员集思结束,组长讲解常见的有氧运动方式,如步行、慢跑、骑自行车、游泳、跳舞、打太极拳、踢足球、打篮球、跳绳、踢毽子等。

只要运动,身体就会受益。然而,对高血压病、糖尿病患者而言,运动的强度太低、持续时间太短,达不到控制血糖、血压的目的。

既安全、又有效的有氧运动,需考虑运动的强度、每次运动的持续时间和运动的频次(一周运动的次数)三要素。结合表2-9讲解适量的有氧运动。

运动的强度,以适中为限。强度太低、运动量太小的运动,达不到控制血糖、血压的目的。最好能进行中等强度的有氧运动。但是,因为各人的体质不同,运动的难度也会有差异。例如:某人可能觉得步行20分钟属于低难度,但对于有严重肾病的人来说,可是高难度的运动。每个人可以从谈话测试、测量心率或脉搏、自我感觉、自我评估四种方法来判定、寻找适合自己的适中强度的运动(表2-10)。大家必须确保自己没有运动过度。

每次运动的持续时间,每天适中强度的运动累计30分钟。可以分几次完成,如果不能一次做30分钟;可以分两次,一次15分钟;也可以分三次,一次 10 分钟;甚至可以分 6 次,每次 5 分钟。根据自己的感觉来进行,量力而行。

运动的频次,每周至少 3～5 天。刚开始运动时,可以从每周 1 天开始,逐渐增加到每周至少 3～5 天。为达到最好的运动效应,2 次运动之间,间隔最好<48 小时。

表 2‑9　适量的有氧运动

1	运动强度	适中水平,中低强度
2	运动时间	每天累计 20～30 分钟,可以分几次完成
3	运动频次	每周 3～5 天,间隔<48 小时

表 2‑10　适中强度运动的判断

1	谈话测试	运动时有点气喘,能一边做运动时一边谈话但不能唱歌
2	测量心率或脉搏	目标心率达到 $0.6\times(220-年龄)$～$0.7\times(220-年龄)$之间
3	自我感觉	心跳、呼吸加快,周身发热,背部微微出汗,但不要大汗淋漓
4	自我评估	以 0～10 分来评估自己做运动的难度,0 分代表毫不费力,10 分代表到极限,3～5 分为适中

运动锻炼贵在坚持,养成规律,运动强度和时间相对固定。如果没有固定的运动计划,闲时频繁地、大量地运动,忙时根本不运动,这样,既不能保证运动效果,也会导致血糖、血压波动。

在设计你的运动计划时,要定下能达到最大成效的目标。

利用表 2‑11 讲解体育活动计划目标。

表 2 - 11　体育运动计划目标

1	每周 2～3 天,每天 8 至 10 种增强肌肉力量的运动	最好不要每天做这类运动,隔天做让肌肉和关节慢慢适应和增强
2	每周至少 3～5 天,每天 30 分钟适度的有氧运动。每周合计至少 150 分钟	两次运动间隔<48 小时

3. 高血压病、糖尿病患者运动小贴士

① 为了安全起见,在准备运动计划前进行医学检查。了解自己的心血管和运动器官的功能水平,掌握好适应证和禁忌证(表 2 - 12),以防因为运动项目选择不当或运动过量而损害健康或加重疾病。

表 2 - 12　体育运动的适应证和禁忌证

适应证	病情控制稳定
禁忌证	合并有急性并发症(感染、酮症酸中毒、频发低血糖等)
	合并有严重的慢性并发症(严重的肾病、视网膜病变、神经病变等)
	严重的心脑血管病(新发血栓、有心功能不全或心律失常活动后加重、频发的脑供血不足等)

② 准备一张急救卡(附件 6),外出时随身携带,将"急救卡"的标签放置于醒目的口袋外面。糖尿病人随身携带易于吸收的碳水化合物食物(如饼干、小面包、含糖饮料、糖果等),以防低血糖发生。

③ 准备一双宽松、舒适、能防滑的运动鞋。鞋子的长度和宽度适中,脚趾两侧和脚趾尖部不能有挤压感。鞋底和鞋垫要有减震功能。

为了运动的安全起见,高血压病和糖尿病人在运动时要注意:
① 选择适宜的运动时间
不适宜在清晨运动,不适宜在空腹时运动。
高血压病人可安排在上午 9～10 点或晚饭后 1～2 小时。

糖尿病人运动时间可选择在餐后 1～2 小时(这是血糖最高的时候)。

② 选择适宜的运动项目

高血压病和糖尿病患者均不适宜做如踢足球、打篮球等剧烈运动,剧烈运动会升高血压和血糖。可根据自己的身体情况选择快步行走、骑车、游泳、跳舞等低、中等强度的运动。

高血压病人,避免做屏气用力的运动,如举重、划船等,以防血压升高;避免上肢举过头顶的运动,因为上肢举过头顶的运动会使血压升高、心跳加快;超重或肥胖的高血压病患者,避免负荷较大的运动,如跑步、爬山等,对关节磨损较严重,可适当进行游泳、骑自行车等运动。

糖尿病人,可进行加强肌肉力量的运动练习,如哑铃、沙袋等;糖尿病合并足部溃疡者,可选择上肢运动,如哑铃、沙袋、拉力器的练习;有神经病变的糖尿病患者应避免负重运动和需要足部反复活动的运动项目,如跑步机、长距离行走、慢跑、踏楼梯运动,可进行游泳、骑车、坐在椅子上的运动、上肢运动和其他非负重运动;有增殖型视网膜病变的患者不适合从事负氧运动、阻力运动、跳跃运动和包含憋气动作的运动。

③ 运动过程三部曲

运动前:检测血压、血糖,血压高于 180/110 mmHg、血糖高于 14 mmol/L 不要运动。在开始中强度的运动前,先做热身运动,最少 5 分钟的低强度活动,使心、肺功能逐渐增强,降低受伤、疼痛和出现心律失常的危险。

运动中:避免高强度、剧烈运动。注意自我感觉,若在运动中出现不适感觉,如胸闷、心慌、呼吸困难、感到分外疲劳、恶心、眩晕或头疼、四肢无力或四肢肌肉剧痛、脉搏显著加快等,应立即停止运动就地休息。必要时立即找他人帮助,或与医生联系。监测血压,血压一旦高于 200/110 mmHg 时,停止运动。

运动后:运动结束时做 5～10 分钟的整理运动,可以重复做热身活动,或缓慢行走,有助于肌肉逐渐放松、心跳和呼吸逐渐减慢。也可进行伸展和柔韧性运动,因为这时肌肉和关节是暖的,能更有效地增大关节活动范围。

活动 **5**

制订行动计划

方法：

讨论

1. 温习行动计划的要素

组长展示表1-8,温习一下行动计划的5要素,强调行动计划是组员自己想做的事,不是组长想组员做的事。

表 1-8 一周行动计划 5 要素

1	做什么？	自己想做的、具体的行为
2	做多少？	可以是数量、也可是持续的时间等
3	何时做？	具体的时间
4	每周多少次？	每周3～5次
5	几成信心？	至少有7成及以上的信心

2. 制订行动计划

本节课讨论了应对不良情绪和适量运动,请各位组员尝试从这两方面来为自己制订未来一周行动计划,并将行动计划写在"自我管理笔记本——一周行动计划及执行情况记录表"上。

组长率先介绍自己的未来一周行动计划(必须是个好例子,为组员做示范),最好是与本节课程相关的运动计划和(或)应对不良情绪的计划,不要与上周的行动计划雷同。

轮流请每位组员分享自己未来一周的行动计划。提醒组员,每人发言时间不要超过3分钟。在每位组员发言结束后,组长和其他组员鼓掌！

组长如果遇到组员说:"我会尝试……"或"也许我会……"时,请鼓励组员有决心地说:"我会……"

对"每周做多少次",许多组员很容易说"每天都做"。制订行动计划,最重要的是要达到既定目标。因此,宁愿定下每周做 4 天的目标,结果做了 5 天,超出了自己的目标;也不要定"每天都做"的目标,结果只做了 6 天,最终不能完成目标。达到既定目标,使自己从事某项活动有成效,这两点与实际去从事某项活动同样重要,甚至更重要!

尽管才开始带领组员制订行动计划会令人觉得很繁琐、很费时,但这是一项非常重要的自我管理技能,值得花时间去做。制订行动计划,会熟能生巧,组员熟练掌握这项技能后就会很快地根据自己的情况说:"接下来一周,我会在××(时间)做××(行为)××分钟(多少)××天(频次),有××成信心。"在经过 2～3 次的制订行动计划的练习后,每位组员都应该能够用少于 1 分钟的时间来制订行动计划。

活动 6

总 结

1. 组长总结一下这节课的主要内容。

2. 提醒组员将行动计划和行动计划的执行情况记录在"自我管理笔记本——一周行动计划及执行情况记录表"上,下周带回到课堂上。

3. 组长提示在接下来的一周时间里会打电话给组员,询问行动计划的执行情况。

4. 下节课内容有沟通技巧、呼吸技巧和健康饮食,请各位组员在未来一周选择2天(1天为工作日、另1天为休息日)记录下自己吃进去的所有食物(包括零食、喝的水、用的调味品等)于"自我管理笔记本——膳食日记"(附件5)上,下周带回交流。

5. 感谢每位组员的参与。

最后,留15分钟回答组员的提问,收回台牌、签到表等,收拾场地。

第 三 节

内　容

1. 练习如何解决问题。
2. 介绍改善沟通的几点技巧。
3. 体验圆唇呼吸法和腹式呼吸法。
4. 认识健康饮食。

目　标

本节课结束时,组员能够:

1. 自行练习圆唇呼吸法和腹式呼吸法。
2. 说出高血压病、糖尿病健康饮食要点。
3. 说出至少 4 个利用良好的饮食习惯管理自己的方法。
4. 为未来一周制订改善饮食的行动计划。

课前准备

1. 活动场所(横幅、桌椅排列成圆形或椭圆形或马蹄形)。
2. 上课时用的投影仪、笔记本电脑、投影幕布(或用挂图)白板笔和白板。
3. 台牌(组长和参加的组员各一个)、笔、上节课用过的签到表。
4. 膳食宝塔、控盐勺、控油壶(条件许可为每位组员准备一份膳食宝塔磁性贴、控油壶和控盐勺)。

活动安排

活动 1:交流问题、解决问题　　　　　　　(30 分钟)

活动 2:改善沟通的技巧　　　　　　　　　(10 分钟)

活动 3:圆唇呼吸法和腹式呼吸法　　　　　(10 分钟)

　　　　　休　息　　　　　　　　　　　(10 分钟)

活动 4:健康饮食　　　　　　　　　　　　(30 分钟)

活动 5:制订行动计划　　　　　　　　　　(25 分钟)

活动 6:总结　　　　　　　　　　　　　　(5 分钟)

活动**1**

交流问题、解决问题

方法：

组长讲解、组员交流、集思

1. 交流上周行动计划的执行情况

组员到活动场所,组长请组员签到,将上次用过的台牌发给大家。

首先,欢迎大家再次回到自我管理课程,今天是第三次活动。然后,组长组织大家轮流报告上周的行动计划及行动计划的执行情况,报告的内容如表2-1所示。

表2-1 一周行动计划及执行情况

1	上周的行动计划是什么?	做什么、做多少、什么时候做、一周做多少次
2	行动计划完成了多少?	是否完成了行动计划?
3	假如未完成,讲述阻碍行动计划完成的原因……	

组长首先简明、扼要地报告自己上周的行动计划及执行情况,给组员做示范。切记:组长出色地完成自己的行动计划,对组员是很好的榜样!

组长鼓励所有组员参与。提示为了能让每个人有交流机会,请各位组员发言时间不要超过3分钟。

如果组员在执行计划过程中遇到了问题,则询问他有没想出解决方法。如果他能及时调整自己的行动计划并完成,那么,组长应赞许他是个懂得管理自己的人;如果没有解决,组长询问其他组员有没遇到过类似的问题。

不管组员有没完成行动计划,组长都要带领其他组员在他发言完毕后给予热烈的掌声!

遇到严重超时的组员,组长给予适当的暗示。对严重偏题、跑题的,给予适当的引导。不要花太多时间应付那些"唱反调"的组员身上,这些可以在课后个别交流。

2. 集思解决问题的方法

在刚才交流上周行动计划执行情况的过程中,有些组员没能完成行动计划,他们讲述了阻碍行动计划完成的原因。现在,组长要带领大家共同思考如何解决这些问题?

询问未能完成行动计划的组员,是否愿意让大家一起来帮助他解决问题?若有人愿意,组长就把他的行动计划以及行动计划未能完成的原因陈述一下。

下面,请大家一起来帮＊＊＊想想办法,如果您遇到这个问题,您会怎么办? 或者,您会给＊＊＊一些什么建议?

组长在主持时,要鼓励大家多发言;无论是什么建议,组长不要评论建议是好还是不好,也不要让其他组员评论。在每位组员发言后,组长都要带领其他组员给发言者热烈的掌声!

待集思结束后,组长询问刚才那位未能完成行动计划的组员,对大家提出的这么多建议,他会选择其中的哪一项建议去尝试?

若有其他组员需要,组长可以主持帮助2~3个组员解决问题。

3. 解决问题的步骤

组长利用刚才与大家一起讨论过的一个问题为例,带领组员温习解决问题的步骤。假如没有组员有问题要解决,组长可利用自己的例子,讲解如何解决问题(参照表2-2 解决问题的步骤)。

表2-2 解决问题的步骤

1	找出真正的问题所在(最重要的一步)
2	列出可以解决问题的办法(可以列出几个)
3	选择其中的一个办法去试行看有无效果
4	若无效,则改行另一方法
5	充分利用资源
6	接受问题暂时不能解决的现实,待日后再想办法

活动 2

沟通技巧

方法：

组长讲解、组员集思、角色扮演

1. 良好沟通的重要性

"你就是不明白！"这句话无论是谁讲出来，都反映了一个人内心的挫折感。人与人沟通的目的，是要让别人明白你要表达的内容。不能被别人理解，会使自己有挫折感，而长期的挫折会使人感到抑郁、愤怒和无助。对任何人来说，这都不是好的感觉。

无论是配偶之间，还是家庭其他成员、同事、朋友之间，或者是医生与患者之间，良好的沟通对于处理任何关系都很重要。良好的沟通对于对付高血压病、糖尿病也很重要。

集思：不良的沟通会导致哪些问题？

待组员集思结束，讲解：

作为一个自我管理者，要达到有效的沟通，学习相关的沟通技巧是必要的。

2. 角色扮演体会不同效果

请两位组员分别扮演角色甲和角色乙，演绎表 3－1 的对话，其他组员留意两段对话的区别及听后的不同感受。

表 3 - 1 不同的沟通方式(一)

例 1 - 1:
甲:快点,你总是磨磨蹭蹭! 乙:我怎么磨蹭啦? 你怎么这么没有良心。 甲:还说我没良心。是你自己太懒,睡得这么晚才起来。 乙:你竟然说我懒! 我不去了……
例 1 - 2:
甲:我们可以走了吗? 我担心他们不等我们了。 乙:哦,我知道时候不早了。可是,吃了这才开的新药让我觉得全身无力。 甲:我忘了你正在服用新药。有什么需要我帮忙吗? 乙:你能否打电话给他们,请他们等一等我们? 甲:好的。等一会在路上我们可以多谈谈你新药的情况。

询问组员,这两段对话有什么区别?

待组员讨论后,组长讲解:

第一段对话,双方多用"你"的信息,给人感觉是双方在互相责怪、互相埋怨,而没有想到真正困扰他们的问题是什么,只是在怪罪对方,造成不愉快的场面。

第二段对话,双方运用"我"的信息,在没有看似埋怨别人的情况下说出自己的感受。既不伤害彼此情感,也有利于认清真正的问题所在,从而积极地商讨如何解决问题。

组长请1位组员演绎表3-2的表达,其他组员留意两段对话的区别及听后的不同感受。

表 3 - 2 不同的沟通方式(二)

例 2 - 1:
你怎么这么晚才回来?!
例 2 - 2:
这么晚才回来,我很担心。

组长讲解:其实,真正要表达的是"你这么晚还在外面,我很担心",第二句运用"我"的信息将要表达的说出来了;而第一句话给人的感觉是在埋怨对方。

组长再请两位组员分别扮演角色甲和角色乙,演绎表 3-3 的对话,其他组员留意两段对话的区别及听后的不同感受。

表 3-3　不同的沟通方式(三)

例 3-1:
甲:小静,很抱歉,我今天不能陪你出去吃饭了。我有点累。 乙:好的,没关系。你需要我帮忙吗? 甲:不用了。 乙:那好吧。
例 3-2:
甲:小静,很抱歉,我今天不能陪你出去吃饭了。我有点累。 乙:好的,没关系。你需要我帮忙吗? 甲:谢谢你的体谅! 如果可以的话,你能否叫外卖送到我这儿来吃。我想吃点东西,希望你能来看我。 乙:好主意,我待会就来。你想吃什么? 甲:必胜客比萨怎么样? 乙:好的。那待会见。

组长询问组员,这两段对话有什么区别? 大家听后的感受如何?

待组员讨论后,组长讲解:

很多时候,家人、朋友或同事都希望能帮助你。我们应该把自己需要别人帮助的地方明确地讲出来。如果你不讲,别人怎么会知道你的想法呢? 在例 3-1 中,甲没有向乙表达他需要的帮助,结果自己一人孤独地挨饿。例 3-2 中,甲向乙明确表达了他的需要,需要外卖,需要乙来看望,既能享受美食,又能享受朋友的关爱。

3. 改善沟通的几点技巧

如果我们懂点沟通技巧,就可以避免许多沟通问题。以下是一些提高沟通效果的几点技巧(表 3-4):

（1）时刻尊重别人，多用"我"的信息表达感受，避免使用没有意义的贬低或责怪式的评论。

（2）要明确地把自己的情况讲清楚，对方明白后可共同商讨解决的办法。

（3）坦诚地表达你的意愿，如"我想去"、"我希望你能陪我"……

（4）做一个好的聆听者，不要还未听清楚别人对我们说的话就迫不及待地回应。不妨在等别人讲完后几秒钟再回应。

（5）在对方讲完后，用自己的话复述你所听到的话，请对方确认或说明。

表 3-4　改善沟通的技巧

1	尊重别人	多用"我"的信息表达感受，避免使用责怪、贬低式的评论
2	讲清原委	明确地把自己面临的情况讲清楚
3	表达意愿	坦诚地表达自己的意愿
4	用心聆听	不妨在别人说完，稍等几秒后再回应
5	要求说明	用自己的话复述你听到的话，请对方确认或说明

活动 3

改善呼吸

方法：

组长讲解、组员集思、现场体验

1. 预防、应对呼吸短促

我们每个人都需要呼吸来维持生命,改善或者更有效的呼吸方法对大部分人都有益处。

我们或许都曾有过呼吸短促的时候,例如在一阵激烈的运动后,在十分紧张的时候……

呼吸短促,也是许多疾病的一种症状,如当患有心脏病、肥胖、哮喘、贫血等疾病时。

请组员集思:有什么办法预防呼吸短促? 当有呼吸短促时,如何对付?

待组员发言后,组长总结预防和对付呼吸急促的方法(展示并讲解表3-5)。

(1) 远离损害呼吸道的物质,如不要吸烟,不要让自己暴露于二手烟中,远离烟尘,雾霾天气出门戴口罩。

(2) 定期锻炼,增强心肺功能。做一些增强胸部肌肉力量的运动,定期的有氧运动,但不要在寒冷、干燥的环境下做运动。

(3) 使用适当的呼吸技巧改善呼吸,可以缓解精神压力、放松紧张的肌肉,从而焕发精神和体力。

(4) 对有严重呼吸功能障碍的或处于危重病情的病人,正确使用人工呼吸器。

表 3 - 5　预防和对付呼吸短促的方法

1	远离损害呼吸道的物质	不要吸烟、远离二手烟、远离烟尘……
2	改善心肺功能	锻炼,增强胸部肌肉力量的运动、有氧运动
3	使用适当的呼吸技巧	圆唇呼吸法、腹式呼吸法
4	正确使用人工呼吸器	严重呼吸困难或危重病人

2. 现场体验圆唇呼吸法和腹式呼吸法

组长首先讲解圆唇呼吸法和腹式呼吸法(又叫横膈膜呼吸法)的动作要领,然后,以较慢的语速读出表 3 - 6,请组员跟着进行现场练习。多练习几次,直至组员们熟练掌握。

圆唇呼吸法:轻轻将嘴唇合拢成圆形,像要吹口哨一样,用口将气慢慢地、完全地呼出来。

腹式呼吸法:又叫横膈膜呼吸法,用横膈膜这块肌肉,在胸部之下和腹部做较深的呼吸。这种方法并非只适合有呼吸问题的人,任何人当感到有压力时,或者想增强呼吸耐力的时候,都可使用这种呼吸方法。

现在,我们把圆唇呼吸法和腹式呼吸法结合起来做。

表 3 - 6　圆唇呼吸法和腹式呼吸法

选择一个自己觉得舒服的姿势,可以站着,也可以坐着。放松肩膀……
将一只手放在腹部,肚脐以上、胸骨以下的位置;另一只手放在上胸膛。
用鼻子吸气。吸气时感到腹部上升,同时上胸膛只会感到有少许移动。
轻轻地把嘴唇合拢成圆形,像要吹口哨一样。用圆唇慢慢呼气,同时轻轻收紧腹肌,让空气慢慢呼出,请不要用力呼出。
呼气的时间应该为吸气时间的两倍。如果感到有头昏眼花,表示你呼气得太快。
好的,请再来一遍,吸气,腹部上升……;收紧腹肌,慢慢地用圆唇呼气……

健康饮食

方法：

组长讲解、组员集思、交流

1. 饮食不合理与高血压、糖尿病

中国有句古话："民以食为天"。饮食对每个人都很重要,每个人都需要饮食。

组长带领组员温习表1-4高血压病、2型糖尿病发病原因,指出高血压病、2型糖尿病的发生与不合理饮食密切相关。

表1-4 高血压病、2型糖尿病发病原因

年龄	饮食不合理
遗传	缺少体力活动
	肥胖
	吸烟
	超量饮酒
	长期精神紧张

组长请组员集思:高血压、糖尿病的发生与哪些不合理的饮食相关?

待组员发言后,组长总结、重提下列几点(如表3-7所示):

国内外大量的研究发现下列的营养成分太多或不足,与高血压、糖尿病的发生相关:

(1) 总能量多了。为人体活动提供能量的主要是脂肪、碳水化合物、蛋白质三大类营养物质,脂肪、蛋白质主要来源于动物性食品,碳水化合物主要来源于米、面等谷类。若这三类物质摄入过多,超过了人体能量消耗,多余的能量在体内堆积就会逐渐发胖。肥胖者发生糖尿病、高血压的危险是无肥胖者的 3 倍。除了高血压、糖尿病外,肥胖还会引起痛风、冠心病、肿瘤等。

(2)胆固醇多了。血胆固醇与血压、血糖呈正相关。胆固醇含量较高的食物有蟹黄、鱼籽、虾籽、蛋黄、猪脑、动物内脏等。

(3)钠多了。人体吃进去的钠越多,血压就会越高。钠元素主要来源于调味品——盐、酱油、豆瓣酱、咸鱼、咸肉等。

(4)维生素少了。叶酸、维生素 B_6 和 B_{12} 对血管有保护作用。维生素 C 与血压负相关。

(5)膳食纤维少了。膳食纤维与血压呈负相关。膳食纤维可来源于谷类、蔬菜类和水果类。

(6)钾少了。钾有降低血压的作用。钾摄入量高,人群平均血压、高血压的发病率低。蔬菜和水果是钾的最好来源。含钾高的食物有赤豆、杏干、黄豆、蚕豆、扁豆、冬菇、竹笋、紫菜、香蕉、橘子、麸皮等。

(7)钙少了。膳食中钙摄入量与血压呈负相关,钙摄入量低与增加高血压相关联。我国居民常见的"低钙高钠"膳食对血压影响很大,钙摄入低加强了高盐对血压的负面影响。老年人缺钙容易引起骨质疏松和高血压,所以老年人补钙很重要。奶和奶制品是钙的主要来源,含钙量高,吸收率也高,酸奶更有利于钙的吸收。

(8)镁少了。高镁膳食与降低血压相关。含镁比较丰富的食物有大麦、黑米、燕麦、荞麦、苋菜、草头等。

(9)硒少了。微量元素硒能降低心血管疾病的发生。含硒丰富的食物有海产品、芝麻。

表 3-7 　与高血压、糖尿病发病相关的不合理饮食

1	总能量多了	食用油、肥的猪肉、羊肉、奶油和糖类等
2	胆固醇多了	蟹黄、鱼籽、虾籽、蛋黄、猪脑、动物内脏等
3	钠多了	盐、酱油、味精、酱、咸鱼、咸肉、咸菜等
4	维生素少了	蔬菜、水果

续表 3 - 7

5	膳食纤维少了	谷类、蔬菜、水果
6	钾少了	黄豆、冬菇、竹笋、紫菜、香蕉、橘子、麸皮等
7	钙少了	奶、奶制品
8	镁少了	大麦、黑米、燕麦、荞麦、苋菜等
9	硒少了	海产品、芝麻等

2. 健康饮食之道

吃什么、怎么吃、为什么吃,各人有各人的习惯和爱好。习惯和爱好是长期养成的,与我们的家庭和传统文化密切相关。要改变我们已有的饮食习惯和爱好并不容易。

然而,学习健康饮食知识,对我们管理好疾病、预防并发症、享受更健康的生活十分有帮助。

健康饮食,不仅为我们的日常活动提供能量,使我们精力充沛;而且可预防和控制疾病。

请组员集思:健康饮食有哪些好处?

待组员发言后,组长强调表 3 - 8 列出的几点。

表 3 - 8　健康饮食的好处

1	增加能量,减少疲劳
2	增强抵抗力
3	帮助控制体重
4	帮助控制血压、血糖、血脂
5	保持骨骼健康、肾脏运作正常
6	帮助预防服用药物带来的副作用
7	预防某些癌症
8	延缓衰老

既然健康饮食有这么多好处,那么什么样的饮食是符合健康原则的饮食呢?

组长结合表3-9、图3-1、图3-2、图3-3、图3-4,讲解健康饮食之道。

健康饮食并不是说我们一定要放弃自己喜欢的食物,也不是要吃昂贵的山珍海味或营养保健品。健康饮食,就是选择健康的食物和份量。

表3-9　健康饮食

1	平衡膳食	能量平衡、食物组别平衡
2	品种多样	从每个食物组别中选择不同的食物
3	科学搭配	粗细搭配、荤素搭配
4	定时定量	每天吃早餐,每天进食次数和份量相对稳定

讲解图3-1中国居民膳食平衡宝塔。

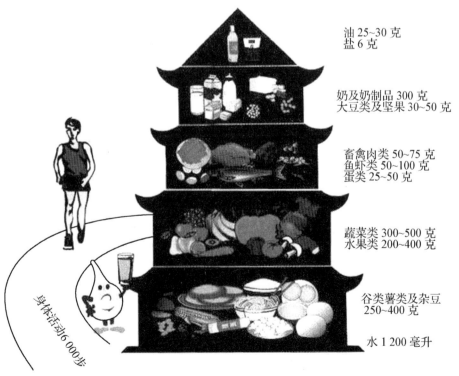

图 3-1　中国居民平衡膳食宝塔

中国营养学会根据中国人的饮食特点给出的平衡膳食建议：

平衡膳食，一是，能量的平衡，每人每天摄入的能量与消耗的能量达到平衡，避免能量超标而导致肥胖；二是，每天、甚至每顿餐的食物组别间达到平衡。

食物组别有：

① 谷类薯类及杂豆。即米、面、杂粮、马铃薯、红薯、红豆、绿豆等。

② 蔬菜、水果和菌藻类。即各种蔬菜和水果，香菇、金针菇、蘑菇、平菇、木耳、银耳等真菌类食物以及海带、紫菜、发菜等海藻类食物。

③ 动物性食物。如肉、禽、鱼、奶、蛋等。

④ 豆类和坚果。即大豆、花生、核桃、杏仁等。

⑤ 纯能量食物。包括动植物油、淀粉、食用糖和酒类，主要提供能量。

⑥ 水。

建议每人每天谷类薯类及杂豆类 250～400 克，蔬菜 300～500 克，水果 200～400 克，畜禽肉类 50～75 克，鱼虾类 75～100 克，蛋类 25～50 克，奶及奶制品 300 克，大豆及坚果 30～50 克，油 25～30 克，盐 6 克以下。为方便记忆，每天食物应有：一斤蔬菜一个果（或等同于一个苹果的其他水果）、一两鱼虾一两肉、一瓶牛奶一两豆、一个鸡蛋六杯水、粗粮细粮六七两。

即食物多样化，从每个食物组别中选择不同的食物。任何一种食物都不能提供人体所需的全部营养素，只有多样化，才能满足人体的营养需求。

如肉类，不仅要选择"红肉"（猪肉、牛肉、羊肉），而且要选择"白肉"（鸡、鸭、鹅家禽类和鱼、虾等水产类）。

烹调用油，有大豆油、花生油、玉米油、橄榄油等，营养特点不同，可以经常更换或自己调配着吃。

每餐食物合理搭配，不但可获取均衡营养，还有助于控制血糖、更能耐饿。人体的血糖水平高低，尤其是餐后血糖高低，不但与该餐的糖类摄入量有关，而且还与食物的血糖生成指数（GI）相关。GI 越高的食物，进食后血糖水平越高,越不利于血糖控制。所以,更健康的饮食是在控制总的摄入量后,选择 GI 相对较低的膳食方式,而这一点对血糖高的人来说尤其重要。

① 粗细搭配

组长展示图 3-2、图 3-3 讲解:

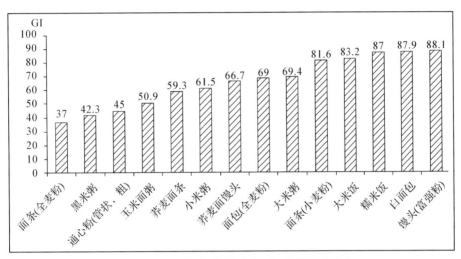

图 3-2　几种主食的血糖生成指数(GI)

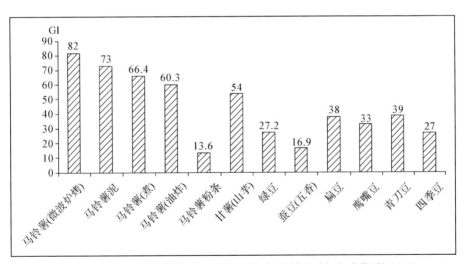

图 3-3　不同种类食物及不同烹调方法的血糖生成指数(GI)

吃全麦面包比白面包的餐后血糖低,是因为全麦面包的 GI 为 69,而白面包的 GI 为 87.9。吃玉米面粥较吃大米粥餐后血糖低,吃黑米粥较玉米面粥餐后血糖低,因为大米粥、玉米面粥、黑米粥的 GI 分别为 69.4、50.9 和 42.3。

杂豆类,如扁豆、四季豆、绿豆、青刀豆、蚕豆等的 GI 都很低。

每天、每顿适当搭配吃一些粗粮,如小米、高粱、玉米、荞麦、燕麦、薏米、红豆、绿豆、芸豆等,对控制体重、降血糖等有帮助。

② 荤素搭配

对我们每个人来说,更健康的饮食应是将每日所需摄入的主食、蔬菜、动物性食品(鱼虾、肉、蛋、牛奶)均匀分配到三餐,而这点对糖尿病人来说尤其重要。这样,不但可防止血糖异常升高,而且更能耐饿。

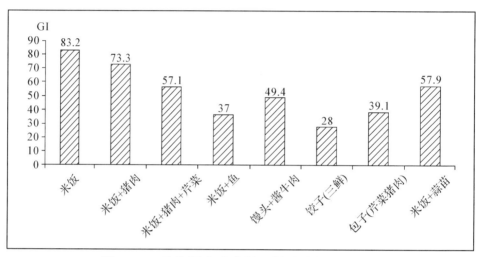

图 3-4　几种混合膳食的血糖生成指数(GI)

组长展示图 3-4 讲解不同种类食物和混合膳食的 GI。

大米饭单独吃 GI 是 83.2,与猪肉一起吃 GI 是 73.3,再加上芹菜,则 GI 为 57.1。

大米饭单独吃 GI 是 83.2,与蒜苗一起吃 GI 为 57.9。

蔬菜,本身含糖量低,而且含有较多的膳食纤维,可以减缓餐后血糖的升高速度。肉、鱼虾和蛋类食物中的脂肪和蛋白质会使胃排空变慢,延缓主食中糖类消化吸收速度。因此,我们每个人,尤其是血糖高的人,每餐都要注意搭配,既要有主食,又要有鱼虾、肉类、蛋类、奶类等高蛋白食物和蔬菜。

每天吃早餐,为整晚休息和禁食的身体注入"燃料",给予我们能量去开始一天的活动。早餐食物要种类多样,搭配合理。营养充足的早餐应包括主食、高蛋白食物、蔬菜和水果。

一日三餐(有人可能一日四餐或五餐),每次吃饭时间和吃饭的份量相对稳定,不要暴饮暴食,也不要忍饥挨饿,这对维护身体机能稳定很重要。

3. 高血压、糖尿病患者健康饮食指引

现在为大家提供一些健康饮食的指引,这些指引对糖尿病患者控制血糖至关重要,对高血压患者控制血压、降低心脑血管疾病和糖尿病发生的风险同样重要(表3-10)。

表3-10 健康饮食指引

1	控制总能量	根据自己的身体状况、活动强度,计算总能量
2	合理安排饮食内容和餐次	均匀分配、科学搭配
3	选择血糖生成指数较低(GI)的主食	粗粮、细粮搭配,少吃或不吃油炸食品
4	每天吃最少5份蔬菜和水果	新鲜的蔬菜,含糖量和GI较低的水果,水果可作为加餐
5	选择低脂肪、低胆固醇的肉类	多吃白肉,少吃红肉;多吃瘦肉,少吃肥肉、内脏、皮;多清淡,少油炸
6	每天摄入一定量的大豆制品	豆浆、豆腐、豆腐干、豆腐丝、素鸡等
7	每天饮奶250毫升	选择新鲜的牛奶或酸奶,可作为加餐
8	限油控盐	控制烹调用油,少用或不用动物油;每天食盐控制在6克以下
9	每天喝足量的水	主动饮水,首选白开水
10	限制饮酒	尽量不饮酒,若饮每天不要超过1～2份"标准量",同时减少相应的主食量

组长展示表3-11,表3-12,讲解如何来计算自己需要的总能量。

表 3 - 11　计算能量 5 步骤

1	判断体重状况	计算 BMI,判断体重是正常、消瘦还是肥胖?
2	判断活动强度	是卧床休息、轻体力劳动还是中体力劳动或重体力劳动?
3	查每公斤标准体重需要的能量	表 3 - 12 所示不同体型、不同劳动强度的能量供给标准
4	用 BMI 尺找出正常体重范围的"中间点"	作为理想体重值
5	计算每日所需总能量	每日总能量＝理想体重×千卡/公斤标准体重/日

表 3 - 12　不同劳动强度不同体重人员能量供给标准(kcal/kg/日)

劳动强度	消瘦	正常	肥胖
卧床休息	25～30	20～25	15～20
轻体力劳动 (如:办公室职员、教师、售货员、钟表修理工)	35	30	20～25
中体力劳动 (如:学生、司机、电工、外科医生、体育活动)	40	35	30
重体力劳动 (如:农民、建筑工、搬运工、伐木工、冶炼工、舞蹈者)	45～50	40	35

　　计算出总能量后,要合理安排一天的饮食内容和餐次。每日所需总能量多见于 1 400 kcal、1 600 kcal、1 800 kcal、2 000 kcal。不同能量需要者每天的饮食内容安排可参考表 3 - 13,将一天的饮食合理安排到三餐和加餐,比较常见的是早、午、晚三餐各占 1/3。

表 3 - 13　不同能量需要者一天的饮食内容

食物组别	1 400 kcal /天	1 600 kcal /天	1 800 kcal /天	2 000 kcal /天
油脂	2 汤匙(20 克)	2 汤匙(20 克)	2 汤匙(20 克)	2 汤匙(20 克)
奶类	250 克	250 克	250 克	250 克
鸡蛋	1 个	1 个	1 个	1 个
肉＋豆制品	2 两	2 两	2 两	2 两
叶菜	1 斤	1 斤	1 斤	1 斤
主食	4 两	5 两	6 两	7 两

每顿正餐都应包括主食、蔬菜、高蛋白食物(肉类、鱼虾类、蛋类、奶类、大豆类)和油脂。

加餐选用提升血糖较慢、含糖量不高的食物,如奶类、含糖量低的水果、蔬菜、坚果等。

大米(干重)和米饭(湿重)的比例为1∶2.5,面粉(干重)和馒头或花卷(湿重)的比例为1∶1.5。

GI 高的食物如白馒头、白米粥、白面包、糯米饭等尽量少用,多选用全麦面包、黑麦面包、小米饭、小米粥、玉米面粥、黑米粥、全麦馒头、荞麦面、苦荞面等。也可选用杂豆类如绿豆、蚕豆、扁豆等代替谷类食物。

脂肪含量多的油炸食品,如油条、油饼等尽量避免。

蔬菜、水果是维生素、矿物质、膳食纤维和植物化学物质的重要来源,而且能量低,对均衡营养、控制体重、调节免疫、减少心血管疾病危险非常重要。因此,每天要多吃蔬菜,而且要品种多样。

叶和嫩茎类蔬菜(如白菜、菠菜、芹菜、苦瓜、空心菜等)、花类蔬菜(花菜、西兰花等)、茄果类蔬菜(茄子、番茄等)、鲜豆类蔬菜(豇豆、刀豆、四季豆、荷兰豆等)、瓜类蔬菜(黄瓜、冬瓜、丝瓜、西葫芦等)、菌藻类蔬菜(蘑菇、香菇、金针菇、木耳、银耳等)等搭配食用。

因为毛豆的能量较高,胡萝卜、甜菜、南瓜的 GI 较高,血糖高的人不宜大量食用。

蔬菜注意烹调方式:先洗后切,减少维生素和矿物质流失;急火快炒,减少维生素损失;开汤下菜,可以生吃的蔬菜尽量凉拌生吃,有的可在沸水中焯1～2分钟后再拌;现做现吃,避免反复加热或吃隔夜菜。

为避免一餐之内摄入太多的糖类,建议水果不宜与正餐一起食用或者餐后立即食用,而是在两次正餐中间点上或睡前1小时吃,作为加餐食用。可以每天吃1次或2次。一般人每天可以吃200～400克,糖尿病人每天吃100～200克。

组长展示图3-5和图3-6,指出糖尿病患者可以多选择含糖较少和GI较低的水果,如苹果、梨、桃、杏、李子、樱桃、葡萄、柑、柚等,每天200克左右。对含糖量较低但GI高的水果,如菠萝、西瓜、芒果、猕猴桃等,可以每天食用100克左右。对含糖量多、GI高的水果如鲜枣、香蕉最好不要食用。葡萄干、红枣干、桂圆干等含糖量很高,最好不食用。

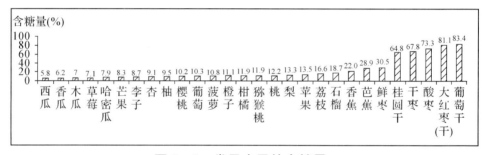

图3-5 常见水果的含糖量

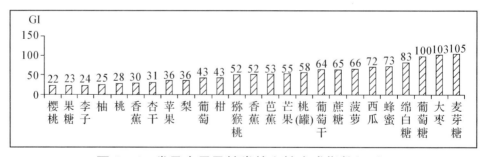

图3-6 常见水果及糖类的血糖生成指数(GI)

鸡蛋,每天1个;有血脂异常的,每天半个或每周2～3个。可以是煮鸡蛋、蒸蛋羹、炒鸡蛋、荷包蛋,或做馅儿、蛋花汤等。不要煎着吃。如果每天不吃鸡蛋,那么每天应增加40克鱼虾或肉。

肉类，多吃"白肉"（鱼、虾、海鲜、鸡、鸭、鹅等颜色偏白的肉），少吃"红肉"（猪、牛、羊等畜类的肌肉）；多吃瘦肉，少吃或不吃肥肉、皮、内脏；多吃新鲜的肉，少吃或不吃加工的（如火腿肠、肉干等）；多用炖、蒸、煮、烩、炒烹调方法，少吃或不吃煎炸、烧烤肉类。

大豆包括黄豆、黑大豆和青大豆，而绿豆、红豆、芸豆、扁豆、蚕豆等杂豆类不属于大豆。

大豆制品有豆浆、豆腐、豆腐干、豆腐丝、素鸡等。

对糖尿病肾病出现肾功能不全，需要低蛋白饮食时，不推荐大豆制品。

牛奶、酸奶的血糖生成指数（GI）比较低，特别适合作为加餐的食物。

伴有血脂异常或肥胖的，选用低脂或脱脂奶及其制品。

对喝奶腹胀的人，可以选择喝酸奶或选择低乳糖牛奶，选择在吃饭时或饭后1小时内喝奶，不要空腹喝奶。

不喝奶的人应增加钙含量高的大豆制品（如豆腐、豆腐干、素鸡等）的摄入量。

控制烹调用油量，每天20克（2汤匙）。尽量避免在外就餐（饭店、餐馆的菜肴中油很多）；家庭烹调时用带刻度的小油壶，定量加油；多采用蒸、炖、炒、拌等用油少的烹调方法，尽量不用炸、煎、红烧等方法；不要食用饱和脂肪酸和胆固醇含量多的动物油，如猪油、黄油、奶油等；少吃或不吃油饼、油条、葱油饼、饼干、方便面等含油多的主食。如果食用了这些添加油脂的主食，那么烹调用油要相应减量。

烹调油多样化，至少包括三大类植物油。第一类是富含亚油酸的大豆油、菜籽油、玉米油、葵花籽油、花生油等；第二类是富含亚麻酸的亚麻籽油、紫苏籽油等；第三类是富含油酸的橄榄油、油茶籽油等。可以自己制作调和油，按2∶1∶3的比例调和。

坚果要限量，每周50克，相当于成年女性1把半的花生仁、2把开心果、5把葵花籽、5把西瓜籽的量。对糖尿病患者，要控制总能量，如果吃了坚果，就要相应减少烹调用油，比例大约是2∶1，即食用2克坚果减少

1 克食用油。

盐摄入过多对健康不利,控盐对高血压病、糖尿病患者特别重要。食盐摄入量控制在每天 6 克以内,可以使用小盐勺,逐渐减少用盐量;选用低钠盐;少吃或不吃腌制食品如:火腿、香肠、腊肉、培根、咸鱼、咸肉、咸鸡、咸蛋、皮蛋、咸菜等。

"中国居民膳食指南 2007"中建议每天最少饮水 1 200 毫升,这是最低限度。高血压病、糖尿病患者应该喝更多的水,有助于降低血压和血糖。每天要主动地去饮水,不要等到口渴了再饮水。

对合并有肾功能不全,特别是尿量减少或有水肿时,应"量出为入",即排多少尿就喝多少水。

喝水,首选白开水,适当多喝茶(如绿茶、红茶、乌龙茶、普洱茶等),不宜饮奶茶、少喝或不喝饮料。

酒精空有能量,没有任何营养,高血压病、糖尿病患者以不喝酒为佳。如果非饮不可,每天不要超过 1~2 份"标准量"。1 份"标准量",含酒精 10 克,即啤酒 285 毫升、清淡啤酒 375 毫升、红酒 100 毫升、白酒 30 毫升。

糖尿病患者,喝酒后要少吃主食,饮酒 1 份标准量,相应减少 20 克主食(干重)。

4. 组员交流

组长请组员两人一组,与对方分享自己上周的膳食日记以及在健康饮食方面的经验或问题。

活动 **5**

制订行动计划

方法：

讨论

1. 温习行动计划的要素

参照表1-8,温习一下行动计划的5要素,强调行动计划是组员自己想做的事,不是组长想组员做的事。

表1-8　一周行动计划5要素

1	做什么？	自己想做的、具体的行为
2	做多少？	可以是数量、也可是持续的时间等
3	何时做？	具体的时间
4	每周多少天？	每周3～5天较合适
5	几成信心？	至少有7成及以上的信心

2. 制订行动计划

本节课讨论了沟通技巧和健康饮食、练习了腹式呼吸法,请各位组员尝试从这几方面来为自己制订未来一周行动计划,并将行动计划写在"自我管理笔记本——一周行动计划及执行情况记录表"上。

组长率先介绍自己的未来一周行动计划(必须是个好例子,为组员做示范),最好是与本节课程相关的计划,如练习腹式呼吸、健康饮食或沟通技巧,不要与上周的行动计划雷同。

轮流请每位组员分享自己未来一周的行动计划。提醒组员,每人发言时间不要超过3分钟。在每位组员发言结束后,组长和其他组员鼓掌!

组长如果遇到组员说:"我会尝试……"或"也许我会……"时,请鼓励组员有决心地说:"我会……"

如果有组员对于制订具体的行动计划有困难(例如对选择做什么,每天做多少,每周做多少天等),在组长帮助他之前,先请其他组员提供建议。切记,在每位组员身上花的时间不要超过3分钟。如果有特别难解决的问题,可以待活动结束后个别处理。

对"每周做多少次",许多组员很容易地说"每天都做"。制订行动计划,最重要的是要达到既定目标。因此,宁愿定下每周做4天的目标,结果做了5天,超出了自己的目标;也不要定"每天都做"的目标,结果只做了6天,最终不能完成目标。达到既定目标,使自己从事某项活动有成效,这两点与实际去从事某项活动同样重要,甚至更重要!

尽管才开始带领组员制订行动计划会令人觉得很繁琐、很费时,但这是一项非常重要的自我管理技能,值得花时间去做。制订行动计划,会熟能生巧,组员熟练掌握这项技能后就会很快地根据自己的情况说:"接下来一周,我会在××(时间)做××(行为)××分钟(多少)××天(频次),有××成信心。"在经过2~3次的制订行动计划的练习后,每位组员都应该能够用少于1分钟的时间来制订行动计划。

活动 6

总 结

1. 组长总结一下这节课的主要内容。

2. 提醒组员将行动计划和行动计划的执行情况记录在"自我管理笔记本——一周行动计划及执行情况记录表"上,下周带回到课堂上。

3. 组长提示在接下来的一周时间里会打电话给组员,询问行动计划的执行情况。

4. 下节课内容有积极思维、自我监测和肌肉放松技巧。

5. 感谢每位组员的参与。

最后,留 15 分钟回答有问题的组员的提问,收回台牌、签到表等,收拾场地。

第 四 节

内　　容

1. 练习如何解决问题。

2. 认识积极思维。

3. 练习放松肌肉的技巧。

4. 介绍、演示自我监测的内容和方法。

5. 制订行动计划。

目　　标

本节课结束时,组员能够:

1. 演示把消极思维变成积极思维。

2. 说出高血压病人、糖尿病病人自我监测内容。

3. 掌握血压、血糖等监测的方法。

4. 自行练习渐进式肌肉放松法。

课前准备

1. 活动场所(横幅、桌椅排列成圆形或椭圆形或马蹄形)。

2. 上课时用的投影仪、笔记本电脑、投影幕布(或用挂图)、白板笔和白板。

3. 台牌(组长和参加的组员各一个)、笔、上节课用过的签到表。

4. 上臂式电子血压计一台,血糖仪一台、家用采血笔、一次性采血针、血糖试纸、消毒酒精、干棉球、一次性垫单、垃圾袋、锐器盒等。

活动安排

活动 1:交流问题、解决问题	(30 分钟)
活动 2:步入积极思维	(10 分钟)
活动 3:放松肌肉	(10 分钟)
休　　息	(10 分钟)
活动 4:自我监测内容和方法	(20 分钟)
活动 5:制订行动计划	(30 分钟)
活动 6:总结	(10 分钟)

活 动 **1**

交流问题、解决问题

方法：

组长讲解、组员交流、集思

1. 交流上周行动计划的执行情况

待组员陆续到达后,组长将上次用过的台牌分发给大家并签到。

首先,欢迎大家再次回到自我管理课程,今天是第四次活动。然后,组长组织大家轮流报告上周的行动计划及其执行情况,报告的内容如表 4-1 所示。

表 4-1　一周行动计划及执行情况

1	上周的行动计划是什么?	做什么、做多少、什么时候做、一周多少天
2	行动计划完成了多少?	是否完成了行动计划?
3	假如未完成行动计划,请讲述阻碍行动计划完成的原因……	
4	假如正在改变自己的饮食习惯,请分享一下经验	做了什么? 怎么做的?

组长首先简明、扼要地报告自己的上周行动计划及执行情况,给组员做个示范。切记:组长出色地完成自己的行动计划,对组员是很好的榜样!

鼓励所有组员参与。提示为了能让每个人有交流机会,请各位组员发言时间不要超过 3 分钟。

如果组员在执行行动计划过程中遇到了问题,则询问他有没想出解决方法。如果他能及时调整行动计划并完成,则组长应赞许他是个懂得管理自己的人。

不管组员有没完成行动计划,组长都要带领其他组员在他发言完毕后给予热烈的掌声!

遇到严重超时的组员,给予适当的暗示。对严重偏题、跑题的,给予适当的引导。不要花太多时间应付那些"唱反调"或"确实有问题"的组员身上,这些可以在课后个别交流。

2. 集思解决问题的方法

在刚才交流上周行动计划执行情况的过程中,有些组员没能完成行动计划,他们讲述了阻碍行动计划完成的原因。现在,组长要带领大家共同思考如何解决这些问题?

询问未能完成行动计划的组员,是否愿意让大家一起来帮助他解决问题?若有人愿意,组长就把他的行动计划以及行动计划未能完成的原因陈述一下。

下面,请大家一起来帮＊＊＊想想办法,如果您遇到这个问题,您会怎么办? 或者,您会给＊＊＊一些什么建议?

组长在主持时,要鼓励大家多发言;无论是什么建议,组长不要评论建议是好还是不好(也不要让其他组员评论)。在每位组员发言后,组长都要带领其他组员给发言者热烈的掌声! 组长也可以待各位组员发表意见之后提供建议。

待集思结束后,组长询问刚才那位未能完成行动计划的组员,对大家提出的这么多建议,他会选择其中的哪一项或哪几项去尝试? 请组员把要尝试的这些建议记录下来。假如组员觉得没有可行的建议,请与之相约务必在课后再谈。

切记,不要花太多时间于任何一位组员身上,如果遇到组员说了三次"是的,不过……"就应暂且作罢,改为与下一位组员讨论。

活动 2

积极思维

方法：
组长讲解、现场练习

1. 积极思维有助于更有效地管理自己

不知您是否发现，我们每个人都会时不时地进行自我对话。例如，当某一天早晨醒来时，我们会想："我真不想起床。我好累，今天不想去上班。"或者，在一个阳光明媚的上午，我们会想："今天天气真好，我应该出去走走。"这些自己想的或是对自己说的就是自我对话。

自我对话有些是消极的，如："我做不了……"、"假如我不这样，该多好！"……这一类的自我对话表示我们对自己的身体状况或自己管理自己的能力的怀疑和担心。消极的态度，会使我们变得自卑、不想活动，甚至想放弃自己，加重像疼痛、抑郁、疲劳等不适症状。这一切都会使我们的健康恶化。如果我们每天早晨醒来总是想着起床是多么的困难，那么起床将会真的变得很难！

学会如何把消极思维（或想法）变成积极的思维（或想法），能有效地帮助我们管理好自己。

2. 现场演绎

请一位组员分别演绎表 4 - 2 中的信息。

表4-2　体验消极思维与积极思维的不同感受

消极的	积极的
我喜欢运动,可是我做不来。光想起运动,我就心慌、腿软。而且,我知道要是我运动,我的血压就会升高。那干吗要去运动?我知道我是不行的!	开始一个运动计划,我就有机会到户外去享受阳光,享受运动带来的好处。我可以慢慢来,才开始可轻松地散步,累了就坐下来休息,休息时还可以欣赏风景。

请大家用热烈的掌声感谢这位组员的演绎!

请组员略分享一下听完后的感受。

作为自己的"主人",学习将自己的消极想法和态度变成积极想法和态度,可以帮助我们应付一般的健康状况和生活。

3. 练习

现在练习怎样将消极的想法转变得积极一点。请组员提供2～3个消极想法的例子,可以是他们自己的例子,也可以是别人的例子,将这些例子放映于幻灯片上或记录于挂图上,让组员练习。也可以让组员练习表4-3中的例子。

表4-3　消极想法转变为积极想法练习

消极的	积极的
我实在是太累了,不想出去	?
我永远不能像以前那样了	?

4. 将消极思维转变为积极思维的步骤

利用表4-4,讲解将消极思维转变为积极思维的步骤。

首先,我们要用心留意一下平常我们有哪些消极的想法;然后,练习将这些消极的想法变成积极的、对自己有益的想法;再在心里进行排练,并将积极的想法付诸行动。

改变自己的思维方式就像改变自己的习惯一样,有时很难,我们要给自己一定的时间,要有耐性。

表 4-4　将消极思维转变为积极思维的步骤

1	将消极的想法写下来
2	将消极想法转化成理性的、对自己有益的想法
3	在心里排练
4	将积极想法付诸于行动

活动 **3**

全 身 肌 肉 放 松

方法：
组长讲解、现场体验

1. 肌肉放松练习是一种常用的症状管理技术

身体和肌肉紧张可以加重疼痛、气喘等身体的不适,而且会使心情抑郁。进行肌肉放松技术的练习,可以使身体疼痛减轻、压力缓解、肌肉放松,更利于身心休息。因为它有效而且很容易学习和练习,是一种常被人们用来管理症状的技术。

2. 练习渐进式肌肉放松法

组长读出下面的讲稿,带领组员进行渐进式肌肉放松法的练习。讲稿中有省略号(……)的地方,请停顿几秒钟。在练习过程中,假如有人睡着了,组长可以轻轻地拍拍他,把他唤醒。切记,动作要轻柔有礼貌,不要妨碍其他组员练习。

渐进式肌肉放松法

现在就让以下的几分钟完全属于你自己。选一个自己感到最舒服的姿势坐着,抛开一切,让自己感到最舒服。放松双腿、双脚、手臂……(停顿)。就让椅子完全托住你整个身体。

闭上眼睛,杜绝一切不必要的干扰和杂念。开始深呼吸……从鼻孔吸气,让空气充满胸腔以致腹腔。准备好呼气的时候,用圆唇将气体慢慢呼出,同时将一切气压都从呼气当中释放出来……很好,再来一次,吸气,用圆唇慢慢将气体呼出……

让肌肉觉得好沉重。将整个人倒在椅上……非常好。这种运动会带领你身体由脚到头的重要肌肉群组活动起来。先收紧然后再放松肌肉。如果你身体的某部分肌肉疼痛就不要收紧该部分。反之,应集中注意这种已存在的紧缩感觉,然后尝试抛开这种感觉。

现在注意脚部和小腿的肌肉,把脚趾朝向膝部用力拉,维持这个动作……,留意这感觉。现在放松脚部及释放张力;留意释放张力时你有何感觉上的改变……很好。

现在收紧大腿及臀部的大组肌肉,维持这个动作并留意一下感觉如何。现在放松肌肉,使其感觉柔软,就像要溶化在地上或椅子上一般……就是这样。

现在把注意力转移到腹部和胸部。收紧胸部和腹部的肌肉,注意与此同时你可能会暂停自己的呼吸。现在放松所有张力,你会发觉有一股自然的欲望去作一口深呼吸去释放更多的张力,既然如此便深呼吸吧。深深从鼻子吸一口气,呼出时让腹部和胸部回复柔软……非常好。现在伸直展开手指并收紧手和手臂的肌肉。维持动作。然后放松并留意张力释放和血液回流的感觉。

接着把两边肩胛骨挤向前,使上背、肩膀及颈部的肌肉收紧。很多人都感觉到这个部位绷得很紧。现在请放松。你应该感到你的肌肉变得较温暖和更有活力。

然后收紧头部和面部的全部肌肉。特别留意眼部周边和颚部的张力。现在释放张力,让眼部附近的肌肉软化。嘴部微微张开使颚部放松。注意放松前后的区别。

现在再次深呼吸,当准备好呼出时让所有剩余的张力都从你的呼气中释放;让你整个身体更加放松……

现在让我们享受多一会儿这种放松的感觉。记着这个美好的感觉。你可以随时用这运动来安静你的思想和身体。加以练习的话,你可以只利用深呼吸便能造出这个感觉。当你准备结束这种运动时,幻想你可以把这平静的感觉带到下一个活动。然后,再一次深呼吸,准备好便张开眼睛……

组长告诉组员,渐进式肌肉放松法,可以使全身的肌肉放松,使活跃的思维慢慢安静下来,可以舒缓疼痛、消除疲劳,还可以帮助入睡。当我们在心情烦躁的时候、在感到疲劳的时候,在睡觉之前、在运动后、在休息期间,可以尝试练习这种放松肌肉的方法。

活动 **4**

自 我 监 测

方法：

组长讲解、现场演示、组员练习

1. 监测的重要性

在第一次活动时，我们认识到高血压病、糖尿病不是单独的一种疾病，持续的血压升高、血糖升高会引起全身多器官的损害。

组长展示图1-1，带领组员重温高血压病、糖尿病的危害。

高血压病、糖尿病患者的日常监测是衡量饮食、运动、药物综合治疗正确性、适量性的基础，对了解病情、及早发现控制并发症至关重要。

2. 监测的内容(表4-5)

脑和眼：头痛、眩晕、视力下降、短暂性脑缺血发作、感觉及运动缺失等。

心脏：心悸、胸痛、气短、脚踝部水肿等。

肾脏：口渴、多尿、夜尿、血尿等。

外周血管：肢端发冷、间歇性跛行等。

体质指数(BMI)：体重(kg)/$[身高(m)]^2$。

血压：提倡家庭自测血压。

血糖：包括空腹血糖和餐后血糖。

糖化血红蛋白(HbA1c)：对糖尿病病人很重要的指标，能反映近2～3个月内血糖控制状况。

血脂：包括血清总胆固醇、高密度脂蛋白胆固醇、低密度脂蛋白胆固醇、甘油三酯。

心脏:心电图、超声心动图等。

肾脏:血清尿酸、肌酐、尿微量白蛋白、尿常规等。

眼睛:视力、眼压、眼底镜等。

神经病变:电生理等。

足部:检查足部皮肤是否有色泽、温度的改变;脚掌是否有红肿、水泡、外伤;趾缝间是否有破溃;足背动脉搏动是否正常。

表 4-5　高血压病、糖尿病患者监测内容

1	反映控制效果的指标	体质指数、血压、血糖、糖化血红蛋白、血脂
2	反映器官损害的可能症状	脑和眼部、心脏、肾脏、外周血管
3	反映器官损害的检查项目	心电图、血生化、尿微量白蛋白、神经病变等

组长讲解:这些监测的项目,有些是必须到医疗机构去做的,如血生化、尿微量白蛋白、心电图、视网膜检查等;有些是患者自己在家进行的自我监测,如在家自测血压、血糖、一些可能的症状。自我监测,是高血压病、糖尿病患者自我管理的重要组成部分。

3. 自我监测血压

家庭自测血压,可以为医生提供常态下准确的血压信息,避免"白大衣性高血压"。医生可更准确全面地评估患者的情况,从而为患者做出科学的诊断和治疗决定。

组长展示表 4-6,讲解家庭自测血压的要点。

表 4 - 6　家庭自测血压的要点

1	推荐使用经国际标准认证的、具有存储功能的上臂式电子血压计	不宜使用腕式或手指式血压计
2	初诊或血压未达标及血压不稳定的患者,每日早晚各测 1 次,连续 7 天;血压达标且稳定的患者则每周自测 1 天,早晚各 1 次	不宜自测血压过频,不宜在家自测夜间血压,不宜过分计较某次的血压高低
3	测量血压前 30 分钟不吸烟、饮酒或喝咖啡,排空膀胱,至少休息 5 分钟	最好在早晨起床排尿后、服药前;晚上临睡时
4	测量时坐在高度合适的椅子上,双脚自然平放,上臂与胸膛成 40℃ 角放于桌上;将袖带的胶皮袋中心置于肱动脉上,袖带下缘距肘线 2～3 厘米,松紧以能插入 1～2 手指为宜;绑好的袖带须与心脏保持同一水平(图4 - 1)	袖带型号要合适,袖带宽幅过窄或缠得过松会使测的血压偏高;袖带过宽或缠得过紧会使测的血压偏低
5	每次连续测量 2～3 遍,每遍间隔 1 分钟,取后 2 遍的平均值	将每次的测量值记录于"自我管理笔记本——血压监测记录"(附件 7)
6	家庭自测血压低于诊室血压,治疗的目标值是＜135/85 mmHg	

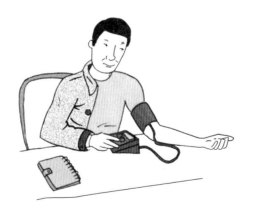

图 4 - 1　自测血压

4. 自我监测血糖

自测血糖是糖尿病患者自我管理的重要组成部分。血糖监测的结果可被用来反映饮食、运动和药物治疗的效果,并指导对治疗方案的调整。

组长展示表4-7讲解家庭自测血糖要点。

表4-7 家庭自测血糖的要点

1	准备好物料:血糖仪、试纸、一次性采血针、干棉球、消毒酒精棉球、一次性垫单等	选用具有存储功能的血糖仪。血糖仪定期校正
2	将试纸插入血糖仪,确定血糖仪已经开机	试纸与血糖仪相匹配,遵守生产商的使用说明书
3	将采血部位所在的手臂自然下垂片刻,然后按摩采血部位。首先,清洁采血部位,再消毒酒精棉球擦拭	避免在指腹部位采血,在侧面。避免在同一部位采血。不要用碘伏消毒
4	待自然干后,用一次性采血针采血,获得足够血样。将血滴在试纸上或用试纸吸取足量的血样	不要用嘴吹干消毒部位。不要用手挤压采血部位,否则会有组织液稀释血样
5	待测试结果出现,将结果记录于"自我管理笔记本——血糖监测记录"(见附件8)上	同时记录下测试的日期、时间、饮食、运动或应激情况
6	将采血针、用过的试纸丢弃到锐器盒,一次性垫单丢弃到垃圾袋内	采血针不可反复使用。锐器盒到3/4时,丢弃到医疗机构的医疗垃圾点统一处理

组长提示组员,血糖检测的时间有餐前、餐后2小时,睡前,即监测7点血糖。具体的自我血糖监测的时间点和频率,取决于病情、治疗目的和治疗方案。患者可以请医生帮助确定自己监测血糖的具体时间、频次。

活动 5

制订行动计划

方法：

讨论

1. 温习行动计划的要素

参照表 1-8,温习一下行动计划的 5 要素,强调行动计划是组员自己想做的事,不是组长想组员做的事。

表 1-8　一周行动计划 5 要素

1	做什么？	自己想做的、具体的行为
2	做多少？	可以是数量、也可是持续的时间等
3	何时做？	具体的时间
4	每周多少天？	每周 3～5 天较合适
5	几成信心？	至少有 7 成及以上的信心

2. 制订行动计划

本节课讨论了积极思维和自我监测、练习了渐进式肌肉放松法,请各位组员尝试从这几方面来为自己制订未来一周行动计划,并将行动计划写在"自我管理笔记本上——一周行动计划及执行情况记录表"上。

组长率先介绍自己的未来一周行动计划(必须是个好例子,为组员做示范),最好包括本节课程相关的计划,如练习渐进式肌肉放松法、积极思维或自我监测等。

轮流请每位组员分享自己未来一周的行动计划。提醒组员,每人发言时间不要超过 3 分钟。在每位组员发言结束后,组长和其他组员鼓掌!

组长如果遇到组员说:"我会尝试……"或"也许我会……"时,请鼓励组员有决心地说："我会……"

  如果有组员对于制订具体的行动计划有困难（例如对选择做什么，每天做多少，每周做多少天等），在组长帮助他之前，先请其他组员提供建议。切记，在每位组员身上花的时间不要超过 3 分钟。如果有特别难解决的问题，可以待活动结束后个别处理。

  对"每周做多少次"，许多组员很容易地说"每天都做"。制订行动计划，最重要的是要达到既定目标。因此，宁愿定下每周做 4 天的目标，结果做了 5 天，超出了自己的目标；也不要定"每天都做"的目标，结果只做了 6 天，最终不能完成目标。达到既定目标，使自己从事某项活动有成效，这两点与实际去从事某项活动同样重要，甚至更重要！

  制订行动计划，会熟能生巧，组员熟练掌握这项技能后就会很快地根据自己的情况说："接下来一周，我会在××（时间）做××（行为）××分钟（多少）××天（频次），有××成信心。"在经过 2～3 次的制订行动计划的练习后，每位组员都应该能够用少于 1 分钟的时间来制订行动计划。

  如果有组员在制订具体的行动计划的过程中有困难，如不知道做什么？或做多少？或什么时候做？那么，组长可以邀请其他组员一起协助他来完成。但是，请切记，花在任何一个组员身上的时间不要超过 3 分钟。若还是有问题，请活动后单独交流。

活动 6

总 结

1. 组长总结一下这节课的主要内容。

2. 提醒组员将行动计划和行动计划的执行情况记录在"自我管理笔记本上——一周行动计划及执行情况记录表"上,下周带回到课堂上。

3. 组长提示在接下来的一周时间里会打电话给组员,询问行动计划的执行情况。

4. 下节课内容有合理使用药物、如何做个精明的治疗决定以及导向意象法。请各位组员将自己正在服用的药物及说明书整理一下用袋子装好,下周带来交流。

5. 感谢每位组员的参与。

最后,留 15 分钟回答组员的提问,收回台牌、签到表等,收拾场地。

第 五 节

内　　容

1. 练习如何解决问题。

2. 合理使用降压药、降糖药。

3. 评价一个新的治疗方法。

4. 练习导向意象法。

5. 制订行动计划。

目　　标

本节课结束时,组员能够:

1. 说出最少两种提醒自己按时用药的方法。

2. 说出最少两种减少药物副作用的方法。

3. 利用可及的资源去认识自己所用的药物。

4. 说出最少两个问题来评论一种的新的治疗方法。

5. 自行练习导向意象法。

课前准备

1. 活动场所(横幅、桌椅排列成圆形或椭圆形或马蹄形)。

2. 上课时用的投影仪、笔记本电脑、投影幕布(或用挂图)、白板笔和白板。

3. 台牌(组长和参加的组员各一个)、笔、上节课用过的签到表。

活动安排

活动 1:交流问题、解决问题　　　　　　(25 分钟)

活动 2:合理使用降压药、降糖药　　　　(30 分钟)

活动 3:导向意象法　　　　　　　　　　(10 分钟)

　　　　　休　　息　　　　　　　　　　(10 分钟)

活动 4:做精明的治疗决定　　　　　　　(10 分钟)

活动 5:制订行动计划　　　　　　　　　(25 分钟)

活动 6:总结　　　　　　　　　　　　　(10 分钟)

活动 1

交流问题、解决问题

方法：

组长讲解、组员交流、集思

1. 交流上周行动计划的执行情况

组员陆续到活动地点，组长请组员签到，将上次用过的台牌发给大家。

首先，欢迎大家再次回到自我管理课程，今天是第五次活动。然后，组长组织大家轮流报告上周的行动计划及行动计划的执行情况，报告的内容如表 2-1 所示。

表 2-1 一周行动计划及执行情况

1	上周的行动计划是什么？	做什么、做多少、什么时候做、一周做多少次
2	行动计划完成了多少？	是否完成了行动计划？
3	假如未完成，讲述阻碍行动计划完成的原因……	

组长首先简明、扼要地报告自己的行动计划及执行情况，给组员做个示范。切记：组长出色地完成自己的行动计划，对组员是很好的榜样！

鼓励所有组员参与。提示为了能让每个人有交流机会，请各位组员发言时间不要超过 3 分钟。

如果组员在执行计划过程中遇到了问题，则询问他有没想出解决方法。如果他能及时调整计划并完成，则组长应赞许他是个懂得管理自己的人。

不管组员有没完成行动计划，组长都要带领其他组员在他发言完毕后给予热烈的掌声！

遇到严重超时的组员,给予适当的暗示。对严重偏题、跑题的,给予适当的引导。不要花太多时间应付那些"唱反调"或"确实有问题"的组员身上,这些可以在课后个别交流。

2. 集思解决问题的方法

在刚才交流上周行动计划执行情况的过程中,有些组员没能完成行动计划,他们讲述了阻碍行动计划完成的原因。现在,组长要带领大家共同思考如何解决这些问题?

询问未能完成行动计划的组员,是否愿意让大家一起来帮助他解决问题?若有人愿意,组长就把他的行动计划以及行动计划未能完成的原因陈述一下。

下面,请大家一起来帮＊＊＊想想办法,如果您遇到这个问题,您会怎么办? 或者,您会给＊＊＊一些什么建议?

组长在主持时,要鼓励大家多发言;无论是什么建议,组长不要评论建议是好还是不好(也不要让其他组员评论)。在每位组员发言后,组长带领其他组员给发言者热烈的掌声! 组长也可以待各位组员发表意见之后提供建议。

待集思结束后,组长询问刚才那位未能完成行动计划的组员,对大家提出的这么多建议,他会选择其中的哪一项或哪几项去尝试? 请组员把要尝试的这些建议记录下来。假如组员觉得没有可行的建议,请与之相约务必在课后再谈。

切记,不要花太多时间于任何一位组员身上,如果遇到组员说了三次"是的,不过⋯⋯"就应暂且作罢,改为与下一位组员讨论。

活动 **2**

合理使用降压药、降糖药

方法：

组长讲解、演示、组员交流、集思

1. 使用降压药、降糖药的目的

对血压升高的人来说，"降压是硬道理"；对血糖升高的人来说，"降糖是硬道理"。早降早受益，长期降长期获益，降得达标最大获益，最大限度地减少、延缓并发症发生，提高生活质量，延长寿命。

要获得降压、降糖带来的益处，大多数患者必须长期坚持、规范服用降压药或者降糖药，或者两种药都得使用。虽然降压药、降糖药不能根治高血压病或者糖尿病，但是药物可以控制病情，预防和延缓病情进一步发展。

2. 使用降压药、降糖药的责任

作为患者，我们在使用降压药、降糖药物时自己要承担一些责任（表5-1）。

当服用两种或多种药物的时候，就要警惕药物之间的相互作用。有时相互作用会抵消药物的疗效，有时相互作用会增加疗效或者增加毒性反应。所以，当您去看医生时，要将自己正在使用的所有药物，包括外敷、外擦的药物，告诉医生。

药物说明书是药厂为其产品撰写的，其中免不了有许多老百姓难懂的医学术语。作为患者（或患者家属）需要知道的是药名，剂型规格，各种副反应,禁用的情况。禁用情况是指有这种情况就应禁止使用该药物。慎用情况是指在这种情况下应谨慎使用,如何谨慎使用由医生决定。

患者要按照医嘱服用药物,不要自行减量、停药或换药(有过敏反应除外),也不要服用医嘱外的药物。

服用药物后,要观察有无过敏反应。药物过敏反应是一种严重的对药物产生的变态反应,常表现为皮肤潮红、发痒、心悸、皮疹、呼吸困难,严重者可出现休克或死亡。过敏反应非常危险,一旦出现过敏反应,立即停药、看医生。

已有某种药物过敏史的人,应禁止使用该种药物。为引起重视、不致遗忘,必须将自己过敏的药物详细记载于病历上,以引起医生的注意,作为用药时的参考。

药物的副作用是药物在治疗剂量下出现与治疗目的无关的作用,对于病人可能带来不适或痛苦,一般都比较轻微,可以忍受。产生副作用的原因,是药物作用选择性差,一种药物有多种作用。当其某一作用用于治疗目的时,其他作用则成为副作用。

观察药物的疗效,自测血压、自测血糖。

向医生如实地报告服药的种类、数量、频次,服药后的身体反应,如血压、血糖值,有无头痛、干咳等药物副作用。同时,也要将自己的饮食、运动情况如实报告给医生。

可以为自己制作用药清单,内容包括:药品名称、服用时间,服用后有无不适,自测的血压、血糖值等(参见附件9)。这样,便于每天提醒自己按时服药,也便于观察疗效。

所有的高血压病、糖尿病患者首先要改变不良生活方式,坚持健康生活方式,合理饮食、适量运动、戒烟限酒,这是治疗高血压病、糖尿病的基本措施。对改变了生活方式,血压、血糖仍然得不到有效控制的,才进行药物治疗。"是药三分毒",坚持了健康的生活方式,可以减少药物用量,从而减少药物对身体的毒副作用。

表 5-1　使用降压药、降糖药的责任

1	告诉医生自己正在使用的所有药物(包括外用药物)
2	阅读药物说明书,注意剂型规格、可能的副作用、禁用和慎用情况
3	遵照医嘱服药,不要自行减药、停药或换药(过敏反应除外)
4	密切观察服药后的身体反应和药物的疗效
5	如实向医生报告药物的服用情况、疗效
6	制作用药清单
7	坚持合理饮食、适量运动等健康生活方式

3. 认识常用降压药

组长展示表 5-2,讲解常用的降压药、可能的副作用及注意事项。请高血压病患者对照表认识自己服用的降压药是哪类,了解自己的注意事项。

(1)钙拮抗剂:有长效钙拮抗剂,如硝苯地平控释片、硝苯地平缓释片Ⅲ、氨氯地平、左旋氨氯地平、非洛地平、拉西地平;中效钙拮抗剂,一般每天 2 次,早晚服用,如尼群地平、硝苯地平缓释片(Ⅰ、Ⅱ);短效钙拮抗剂,如硝苯地平,每天口服 2~3 次。不良反应有头痛、面部潮红、下肢水肿、心慌等。

(2)血管紧张素转换酶抑制剂(ACEI):长效的,如贝那普利、福辛普利、培哚普利、雷米普利、咪达普利等;中效的,如依那普利,每天 1~2 次;短效的,如卡托普利,一天 2~3 次。最常见的不良反应是干咳,一般可耐受,在停药后干咳消失。极个别过敏体质的人服用后出现嘴肿、喉咙发紧,这是比较严重的过敏反应。服用此类药,要定期复查血钾、肌酐。

(3)血管紧张素Ⅱ受体拮抗剂(ARB):常用药物有缬沙坦、氯沙坦、厄贝沙坦、替米沙坦、坎地沙坦及奥美沙坦。不良反应轻,很少出现咳嗽。

(4)利尿剂:常用的有吲达帕胺、氢氯噻嗪、呋塞米。不良反应是低血钾和高尿酸。服用此类药,定期复查血钾、肌酐、尿酸。

（5）β受体阻滞剂：长效药物有比索洛尔、美托洛尔缓释片；中效的有美托洛尔普通片、卡维地洛、阿罗洛尔、阿替洛尔等。主要不良反应有疲乏、肢体冷感、心动过缓等。

表5-2　常用的降压药

类别	常见药名	副作用	注意事项
钙拮抗剂	长效类：硝苯地平控释片、硝苯地平缓释片Ⅲ、氨氯地平、左旋氨氯地平、非洛地平、拉西地平等 中效类：尼群地平、硝苯地平缓释片（Ⅰ、Ⅱ）等 短效类：硝苯地平等	头痛、面部潮红、下肢水肿、心慌	
血管紧张素转换酶抑制剂（ACEI）	长效类：贝那普利、福辛普利、培哚普利、雷米普利、咪达普利等 中效类：依那普利 短效类：卡托普利	干咳	定期复查血钾、肌酐
血管紧张素Ⅱ受体拮抗剂（ARB）	缬沙坦、氯沙坦、厄贝沙坦、替米沙坦、坎地沙坦及奥美沙坦	很少出现的咳嗽	
利尿剂	吲达帕胺、氢氯噻嗪、呋塞米	低血钾和高尿酸	定期复查血钾、肌酐、尿酸
β受体阻滞剂	长效类：比索洛尔、美托洛尔缓释片等 中效类：美托洛尔普通片、卡维地洛、阿罗洛尔、阿替洛尔等	疲乏、肢体冷感、心动过缓等。	若出现心动过缓不能突然停药

4. 认识常用口服降糖药

组长展示表5-3,讲解常用的口服降糖药、可能的副作用及注意事项。请糖尿病患者对照表认识自己服用的降糖药是哪类,了解自己的注意事项。

常用的降糖药有以下几类：

（1）磺脲类促胰岛素分泌剂：通过刺激胰岛β细胞分泌胰岛素，增加体内胰岛素水平。有格列吡嗪、格列齐特、格列苯脲、格列美脲、格列喹酮等。不良反应有低血糖，长期使用可出现体重增加。餐前服用，一般餐前15～30分钟。

（2）非磺脲类促胰岛素分泌剂：促进胰岛素分泌，调节餐时血糖。有瑞格列奈、那格列奈、米格列奈。餐前即刻服用。如果该进餐的时间没有进餐，不要服用。

（3）双胍类：通过减少肝葡萄糖输出、改善外周胰岛素抵抗而降低血糖。代表性药物二甲双胍。常见副作用是胃部不适、恶心或腹泻等胃肠道反应，在进餐中或餐后马上服用。肝、肾功能损害患者禁用。

（4）α-糖苷酶抑制剂：通过抑制碳水化合物在小肠上部的吸收而降低餐后血糖，适用于以碳水化合物为主要食物成分和餐后血糖升高的患者。常用药物有阿卡波糖、伏格列波糖、米格列醇。主要不良反应是腹痛、腹胀等胃肠道反应。在每次正式进餐开始时嚼服，进餐时间和服药时间不宜相隔太久。慎用或禁用于消化吸收功能不良的慢性肠道疾病、炎性肠道疾病、肠梗阻、疝气等患者。

（5）胰岛素增敏剂：通过增强组织细胞对胰岛素的敏感性，增加靶细胞对葡萄糖的利用而降糖。有罗格列酮、吡格列酮。可能的副作用是水潴留，面部和手脚浮肿，体重增加。定期测量转氨酶。

（6）胰岛素及其类似药物：胰岛素制剂，有短效、中效和长效类的。皮下注射用。

表5-3 常用的口服降糖药

类别	常见药名	服药时间	注意事项
磺脲类促胰岛素分泌剂	格列吡嗪、格列齐特、格列苯脲、格列美脲、格列喹酮	餐前服用，一般餐前15～30分钟	可发生低血糖反应
非磺脲类促胰岛素分泌剂	瑞格列奈、那格列奈、米格列奈	餐前即刻服用	若该进餐的时间没有进餐，不要服用

续表 5－3

类别	常见药名	服药时间	注意事项
双胍类	二甲双胍	在进餐中或餐后马上服用	胃肠道反应、乳酸性酸中毒
α－糖苷酶抑制剂	阿卡波糖、伏格列波糖、米格列醇	正式进餐开始时嚼服	腹胀
胰岛素增敏剂	罗格列酮、吡格列酮	饭前半小时	水肿、定期测转氨酶

5. 组员交流服用的降压药、降糖药

组长请组员,两人一组,相互请对方帮助自己看一下带来的最近正在服用的降压药、降糖药及药物的说明书,认识药物的服用剂量、方法、可能的副作用、禁用情况、慎用情况及注意事项。组长务必要提醒组员,各自的药物不要搞错!

6 分钟后,组长询问组员,关于自己正在服用的药物有没疑问? 若有,待组员提出后,组长带领其他组员一起帮助解决问题。

组长请组员举手示意,有没正在使用胰岛素治疗的糖尿病患者? 若有,组长介绍、演示胰岛素治疗的要点。

6. 糖尿病患者的胰岛素治疗

胰岛素,是 1 型糖尿病患者维持生命、控制血糖必需的药物;一些 2 型糖尿病患者也需使用胰岛素来控制血糖。

组长展示表 5－4 讲解使用胰岛素的要点。

表 5－4 使用胰岛素的要点

1	胰岛素使用剂型、剂量严格听从医嘱
2	正确储存胰岛素
3	规范注射胰岛素
4	注射部位的选择和轮换
5	检查注射部位,选择注射手法、是否捏皮和进针角度
6	快速进针、缓慢注射药物
7	废弃针头不乱丢

胰岛素治疗的剂型、剂量,必须由医生依据糖尿病患者的具体病情(如糖尿病类型、目前血糖水平、饮食情况、运动量、劳动强度、有无并发症及应激状况等)而定。患者需熟悉自己使用的胰岛素剂型的作用特点。

未开封的胰岛素(包括瓶装胰岛素、胰岛素笔芯和胰岛素特充注射笔),应储藏在 $2\sim8℃$ 的环境中,可放置于冰箱的冷藏室。切记,不要冷冻!避免阳光直射、避免反复震荡。

已开封的瓶装胰岛素或者胰岛素笔芯可在室温下保存,保存期为开启后一个月,不要超过保质期。

注射前洗手;提前 30 分钟从冰箱取出胰岛素,让其在室温下回暖;核对胰岛素剂型、笔芯,按照说明书安装笔芯;充分混匀胰岛素;正确安装胰岛素笔用针头;排尽笔芯内空气;将剂量旋钮旋到所需刻度。

人体适合注射胰岛素的部位:腹部、大腿外侧、上臂外侧和臀部外上侧。如图 5-1 所示。

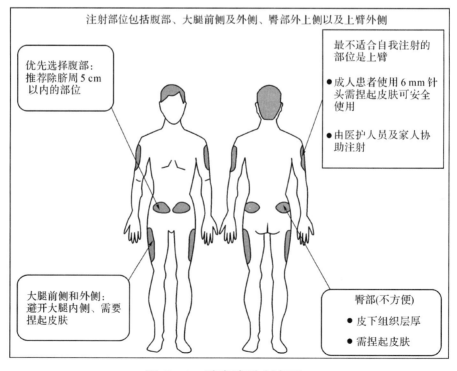

注射部位包括腹部、大腿前侧及外侧、臀部外上侧以及上臂外侧

优先选择腹部:推荐除脐周 5 cm 以内的部位

最不适合自我注射的部位是上臂
- 成人患者使用 6 mm 针头需捏起皮肤可安全使用
- 由医护人员及家人协助注射

大腿前侧和外侧:避开大腿内侧、需要捏起皮肤

臀部(不方便)
- 皮下组织层厚
- 需捏起皮肤

图 5-1 胰岛素注射部位

腹部：以脐部为圆心，半径2.5厘米的半圆形区域内注射。

臀部：选择在臀部上端外侧部位。

大腿：选择其上端外侧，不要选择膝盖附近的部位。

上臂：选择侧面或者后侧部位。

不同注射部位吸收胰岛素速度不同，腹部最高，其他依次为上臂、大腿和臀部。在餐时注射短效胰岛素时，最好选择腹部；希望胰岛素的吸收速度慢时，可以选择臀部。

注射部位轮换是预防注射部位发生局部硬结、皮下脂肪增生的方法。

注射部位轮换包括不同注射部位之间的轮换和同一注射部位内的轮换。每次注射点应与上次注射点间至少相距1厘米。避免在一个月内重复使用同一注射点。如图5-2所示。

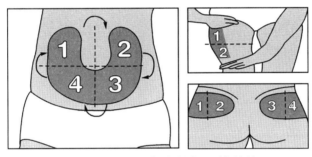

图5-2　胰岛素注射部位的轮换

可以将腹部注射部位分成4个象限，大腿或臀部注射部位等分为2个象限，每周在其中一个象限进行注射，按顺时针方向轮换。

在任何部位注射时，与上次注射点距离在1 cm以上。

在注射前检查注射部位，一旦发现注射部位出现皮下脂肪增生、炎症或感染，应更换注射部位。

检查自己相应的注射部位，根据患者的体型、注射部位以及针头的长度，确定是否需要采用捏皮注射和注射的角度。在使用较短（4毫米或5毫米）的针头时，大部分患者无需捏起皮肤，并可90°进针。使用较长的针头（在8毫米以上），需要捏皮和/或45°角进针以保证将胰岛素注射到皮下组织，降低注射到肌肉的风险。如图5-3所示。

注射前，消毒注射部位。

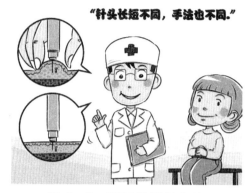

图 5-3 不同的进针角度

　　捏皮的正确手法是用拇指、食指和中指提起皮肤。如果用整只手来捏皮肤，有可能将肌肉及皮下组织一同捏起，导致肌肉注射，这是错误的！如图 5-4。

胰岛素注射的捏皮方法：

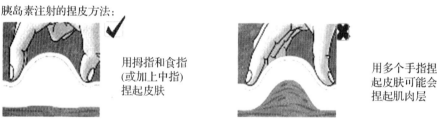

用拇指和食指
(或加上中指)
捏起皮肤

用多个手指捏
起皮肤可能会
捏起肌肉层

图 5-4 胰岛素注射的捏皮方法

　　使用胰岛素笔注射时，在完全按下拇指按钮后，应在拔出针头前至少停留 10 秒，从而确保药物剂量全部被注入体内，同时防止药液渗透。药物剂量较大时，有必要超过 10 秒。

　　使用胰岛素专用注射器时，注射器内塞推压到位即可拔出，无需在皮下停留 10 秒。

　　注射后的注射器及注射针头均属于医疗污染锐器，不合理的处理不仅会伤及他人，还可对环境造成一定的污染。因此，在针头拔出后，应立即将针头从注射笔上取下，将针头或注射器放入专用废弃容器内再丢弃。如果没有专用废弃容器，可以用加盖的硬壳容器等不会被针头刺穿的容器替代。

7. 按时服药的技巧

每个人也许都有忘记服药的情况。请大家想想,有什么方法可以提醒自己按时服药?

待组员发言后,组长可以总结归纳,重提以下几点:

(1) 制作用药清单。

(2) 使用药盒。

(3) 家人提醒。

(4) 服药时间与每天必做的日常活动捆绑在一起,如早晨刷牙时间、用餐时间等。

(5) 药放在餐桌上,用餐时看到药提醒自己要服药。

活动 **3**

导向意象法

方法：

组长讲解、现场练习

1. 运用心力应付症状的另一技巧——导向意象法

现在我们来学习另一种运用心力应付不舒服症状、缓解不良情绪的方法，即导向意象法。

这种方法好像在自我引导下做白日梦一样，把自己带到另一个时空。与分散注意力的方法一样，这种方法能使你暂时忘记自己的不舒服症状和不愉快心情。不但如此，这种方法还引导你想象自己正身处一个既宁静又没有任何约束的环境，让你彻底放松。这种彻底放松的感觉，可以消除疲劳、缓解疼痛、放松肌肉，畅通呼吸……

2. 现场练习

组长带领组员用腹式呼吸法安静片刻，然后一边读出下面的讲稿，一边带领组员进行导向意象法的练习。

在读出下面讲稿时，节奏要慢，在有省略号（……）地方要停顿几秒。

导向意象法——乡间漫步

现在给自己一些时间去使自己的思维和身体安静下来。不管你在哪里，都能够舒适地安顿自己。如果你喜欢，可闭上眼睛。深深从鼻子吸入一口气，使腹部扩张，肺部充满空气，然后将嘴唇成圆形（即是圆唇呼吸），慢慢呼气直至你整个人完全地被椅子承托着，释放所有压力……（停顿）抛开脑中的一切……（停顿）让自己集中于此时此刻……（停顿）。

幻想你正在走过一条平静的古老的乡村小路……（停顿）和暖的阳光轻吻着你的背，小鸟在歌唱，空气非常平静和芬芳。你自然地走着走着，你的心力自然而然围绕着日常担心的事。接着，你看见路旁有一个箱子，你认为这个箱子是最好的地方去放下你的担心，然后继续享受这美好的漫步时刻。

于是，你打开箱子，把你所有的顾虑、担心、或者压力都放进去。你牢牢地关上这个箱子，并确保自己准备好便会回来解决这些顾虑……（停顿）

你一边走一边感到十分轻松。不久，你来到一度古老的大宅前。你把大宅轻轻推开，入内看看。你发现自己已进入了一个花草丛生的大花园。花儿到处生长盛开，葡萄藤在大树上攀爬；青翠欲滴的、柔软的野草伴着绿树成荫。来一个深呼吸，享受那醉人花香……（停顿）。听听鸟唱虫鸣……（停顿）。感受那柔和的风温暖了你的肌肤……（停顿）你全身的感官都活跃过来，响应着这个愉快时刻和地方……（停顿）

你向前再走，随意沿着一条大花园后面的清幽小径，走到一个茂林之中。空气温和而又有点清凉。你觉察到附近一道清溪的潺潺回响以及芬芳气味。你禁不住停下来，深深吸几口那清凉芬芳的空气……（停顿）。走不到多一会，你已来到了这清澈的溪流。流水清澈洁净，自由地在石头和断木之间流着、转着……（停顿）。

随着这小溪小径往前走，不一会，你走到一个充满阳光的地方；那里有一条小小的瀑布正潺潺流落平静的池水中……（停顿）。你找到一个很舒适的地方坐下来；一个完美的地方令你完全放松下来。你尽情地享受这个平和地方的温暖和宁静，感觉十分舒畅……（停顿）。

过了一会儿，你知道是回程的时候了……（停顿）。于是你再次走过那清幽的茂林，经过那阳光普照的大花园，再次深深呼吸那芬芳的花香，然后徐徐步出花园大宅……（停顿）。

现在你离开了世外桃源并回到乡村小路，你感到平静和精力充沛。你清楚知道，每当自己想焕发精神的时候，都可以随时回到这个特别的地方……（停顿）

当你准备好回来时，深呼吸一下，然后张开眼睛。

待练习完毕组员们张开眼睛后，组长询问组员们的感觉如何？如果组员认为疼痛或紧张的感觉减轻了,或者双手似乎变得温暖,请举手示意。

组长告诉组员放松的反应会促进手脚的血液循环。指出只要多练习,效果会更加明显。鼓励组员定时播放录音带或 CD(激光唱片/光盘/音效光盘)来练习。

活动 **4**

作精明的治疗决定

方法：

组长讲解

1. 关于新的治疗方法的信息很多

相信大家都经常听说有关新的药物、新的治疗方法能根治高血压病或者根治糖尿病的消息。虽然大家都知道高血压病和糖尿病很难根治，但是，一旦听说有什么"仙丹""灵药"问世了，总希望这些"仙丹""灵药"能帮助我们。

因此，我们必须懂得如何去分析这些信息，以便明智地决定是否去尝试。这种分析能力适用于衡量任何一种新的治疗方法。

2. 尝试新疗法前需了解的几个问题

在考虑尝试一种新的治疗方法前，应该问自己几条重要的问题（参照表5-5）

（1）从哪儿获知的这种新的疗法？是从科学期刊上的科研报道、报纸杂志的广告、报纸电视广告，还是从邻居、同事，还是街头分发的广告宣传单？科学期刊上的研究报道是科学严谨、可信的。广告一般都会夸大疗效。

（2）接受此疗法有效的患者与你情况相似吗？年龄、性别、体育锻炼、饮食等生活方式、病情状况等。

（3）有其他方法也可带来相似的效果吗？如季节发生了变化，人的血压也会变化。病情轻的人通过合理饮食、适当运动就可使血压、血糖得以有效控制。正在服用的降压药或降糖药已使血压、血糖得以有效控制。心情放松,压力减轻等也可使生理发生改变。

(4) 需要停用其他药物或治疗吗? 与其他药物之间(尤其是正在服用的药物)是否有相加的药物效应,或者有相抵抗的药物效应等。

(5) 会阻碍平衡饮食吗? 需要忌口吗或者需要特别补充某种营养素吗?

(6) 有其他潜在的危害或害处吗? 如服用后会有哪些不良反应等?

(7) 自己在经济上、在身体上、在时间上、在精神上是否能承受?

(8) 如果在接受这种治疗方法后,需要后续的支持性服务,如仪器维修、使用方法咨询等,能够得到吗?

表5-5　遇到新疗法时需问的几个问题

1	从哪儿获知的这种新疗法?	科学期刊? 报纸? 电视? 邻居? 宣传折页?
2	接受治疗后得以改善的患者与你情况相似吗?	年龄、性别、生活方式、病情等
3	有其他方法也可带来相似的效果吗?	季节变化、生活方式改变、服用其他药物、缓解压力等
4	需要停用其他药物或治疗吗?	如:为了避开药物的相互作用,需要停用正在服用的药物
5	会阻碍我们的平衡饮食吗?	是否需忌口或补充营养素
6	还有其他潜在的危险或害处吗?	如可能的副作用等
7	自己能承受吗?	经济上、身体上、精神上、时间上
8	能随时得到持续性的帮助吗?	后续的支持性服务

如何您问过了以上的这些问题并决定尝试后,请咨询一下社区医生并报告你的治疗进度。

活动 5

制 订 行 动 计 划

方法：

讨论

1. 温习行动计划的要素

参照表 1-8，温习一下行动计划的 5 要素，强调行动计划是组员自己想做的事，不是组长想组员做的事。

表 1-8　一周行动计划 5 要素

1	做什么？	自己想做的、具体的行为
2	做多少？	可以是数量、也可是持续的时间等
3	何时做？	具体的时间
4	每周多少次？	每周 3~5 次较合适
5	几成信心？	至少有 7 成及以上的信心

2. 制订行动计划

本节课讨论了合理使用降压药、降糖药和作精明的治疗决定、练习了导向意象法，请各位组员尝试从这几方面来为自己制订未来一周行动计划，并将行动计划写在"自我管理笔记本"上。请各位组员为自己制作一份药物清单，写在"自我管理笔记本"上。

组长率先介绍自己的未来一周行动计划（必须是个好例子，为组员做示范），最好是与本节课程相关的计划，不要与上周的行动计划雷同。

轮流请每位组员分享自己未来一周的行动计划。提醒组员，每人发言时间不要超过 3 分钟。在每位组员发言结束后，组长和其他组员鼓掌！

　　组长如果遇到组员说:"我会尝试……"或"也许我会……"时,请鼓励组员有决心地说:"我会……"

　　如果有组员对于制订具体的行动计划有困难(例如对选择做什么,每天做多少,每周做多少天等),在组长帮助他之前,先请其他组员提供建议。切记,在每位组员身上花的时间不要超过 3 分钟。如果有特别难解决的问题,可以待活动结束后个别处理。

　　对"每周做多少次",许多组员很容易地说"每天都做"。制订行动计划,最重要的是要达到既定目标。因此,宁愿定下每周做 4 天的目标,结果做了 5 天,超出了自己的目标;也不要定"每天都做"的目标,结果只做了 6 天,最终不能完成目标。达到既定目标,使自己从事某项活动有成效,这两点与实际去从事某项活动同样重要,甚至更重要!

　　尽管才开始带领组员制订行动计划会令人觉得很繁琐、很费时,但这是一项非常重要的自我管理技能,值得花时间去做。制订行动计划,会熟能生巧,组员熟练掌握这项技能后就会很快地根据自己的情况说:"接下来一周,我会在××(时间)做××(行为)××分钟(多少)××天(频次),有××成信心。"在经过 2~3 次的制订行动计划的练习后,每位组员都应该能够用少于 1 分钟的时间来制订行动计划。

活动 6

总结

1. 组长总结一下这节课的主要内容。

2. 提醒组员将行动计划、行动计划的执行情况以及自己制作的药物清单记录在"自我管理笔记本"上，下周带回到课堂上。

3. 组长提示在接下来的一周时间里会打电话给组员，询问行动计划的执行情况。请组员挑选一位伙伴在接下来的一周互通电话，了解对方行动计划的进展。

4. 下节课是整个课程的最后一节，我们会讨论如何与医护人员合作，分享一下从课程的收益。在接下来的一周，请组员与家人、朋友谈一谈自己在课程中的心得和感受。

5. 询问组员是否愿意交换联络地址和电话号码。如果大家愿意的话，请一位自愿的组员负责制作一张通讯录，按需要的数量复印、分发。请不要列上不愿意透露联络地址和电话号码的组员的信息，也不要分发通讯录给他。

6. 感谢每位组员的参与。

最后，留 15 分钟回答组员的问题。收回台牌、签到表等，收拾场地。

第 六 节

内　容

1. 练习如何解决问题。

2. 讨论如何与医护人员更好地合作。

3. 回顾课程所学的自我管理技能。

4. 计划未来。

目　标

本节课结束时,组员能够:

1. 将学到的与医护人员合作技巧运用于实际。

2. 说出自己在对付疾病方面所承担的角色。

3. 制订计划,做好自己今后的医疗安排。

课前准备

1. 活动场所(横幅、桌椅排列成圆形或椭圆形或马蹄形)。

2. 上课时用的投影仪、笔记本电脑、投影幕布(或用挂图)、白板笔和白板。

3. 台牌(组长和参加的组员各一个)、笔、上节课用过的签到表。

活动安排

活动 1:交流问题、解决问题　　　　　　　(30 分钟)

活动 2:与医疗人员更好地合作　　　　　　(15 分钟)

活动 3:戒烟限酒　　　　　　　　　　　　(15 分钟)

　　　　　休　　息　　　　　　　　　　(10 分钟)

活动 4:回顾所学的自我管理技能　　　　　(10 分钟)

活动 5:计划未来　　　　　　　　　　　　(30 分钟)

活动 6:总结　　　　　　　　　　　　　　(10 分钟)

活动 **1**

交流问题、解决问题

方法:

组长讲解、组员交流、集思

1. 交流上周行动计划的执行情况

组员陆续到达活动地点,组长请组员签到,将上次用过的台牌发给大家。

首先,欢迎大家再次回到自我管理课程,今天是本课程的第六次活动,也是最后一次的活动。然后,组长组织大家轮流报告上周的行动计划的执行情况,报告的内容如表2-1所示。

表 2-1 一周行动计划执行情况

1	上周的行动计划是什么?	做什么、做多少、什么时候做、一周多少天
2	行动计划完成了多少?	是否完成了行动计划?
3	假如未完成行动计划,请讲述阻碍行动计划完成的原因……	

组长首先简明、扼要地报告自己的上周行动计划及执行情况,给组员做个示范。切记:组长出色地完成自己的行动计划,对组员是很好的榜样!

鼓励所有组员参与。提示为了能让每个人都有机会交流发言,请各位组员发言时间不要超过3分钟。

如果组员在执行计划过程中遇到了问题,则询问他有没想出解决方法。如果他能及时调整计划并完成,则组长应赞许他是个懂得管理自己的人。

不管组员有没完成行动计划,组长都要带领其他组员在他发言完毕后给予热烈的掌声!

　　遇到严重超时的组员,给予适当的暗示。对严重偏题、跑题的,给予适当的引导。不要花太多时间应付那些"唱反调"或"确实有问题"的组员身上,这些可以在课后个别交流。

　　组长强调:行动计划是高血压病、糖尿病患者自我管理的重要工具,它是帮助自己逐渐实现健康愿望的一个个具体的、可行的实践。组长鼓励组员今后继续为自己制订行动计划、执行行动计划。

　　2. 温习解决问题的步骤

　　解决问题是自我管理中非常重要的工具,是使自我管理有成效的基本功。我们再来温习一下解决问题的步骤(利用表2-2)。

表2-2　解决问题的步骤

1	找出问题所在(最重要的一步)
2	列出可以解决问题的办法(可以列出几个)
3	选择一个办法去尝试
4	评估成效
5	改行另一方法
6	充分利用资源(如请教家人、朋友、医护人员等)
7	接受问题一时没能解决的现实

活动 **2**

与医护人员更好地合作

方法：

组长讲解、组员集思

1. 在医疗机构遇到的问题

作为一名高血压病或者糖尿病患者,总要与医疗机构、与医护人员打交道,总想能得到良好的医疗服务。但是,现实总不是那么令人满意,去医疗机构总会遇到些问题。

集思:您在医疗机构遇到过哪些问题? 或者现在的医疗机构哪些方面令您不满意?

组长在组员们发言后,组长展示表6-1,补充以下未被提及的几点:

(1)候诊时间长。

(2)医生看病时间短,患者与医生之间没时间交流,医生不听患者的意见就仓促地开处方。

(3)听不懂医生讲的医学术语。

(4)看不懂检查报告单,不清楚检查指标各代表什么。

表6-1 在医疗机构遇到的问题

1	候诊时间长
2	医生看病时间短,医患间交流少
3	医生不听患者的意见
4	听不懂医生讲的医学术语
5	看不懂检查报告单

2. 集思解决问题

组长从刚才组员们提出的问题中选择 1 或 2 个问题,请组员集思可行的解决办法。大家纯粹是提出建议,请不要加任何评论,也不要讨论。组长可以待各位组员发表意见之后提供建议。

询问刚才提出问题的组员会不会采用刚才大家提出的建议? 如果采用,将采用哪一条建议?

请组长切记:若遇到组员说了三次"是的,不过……"就暂且作罢,改为与下一个组员讨论。

3. 患者积极参与

满意的医疗服务,不仅是患者想要的,而且也是医生追求的。刚才大家提及的在医疗机构遇到的问题,其实作为医护人员自己也觉得很苦恼、很无奈。医护人员也面临许多问题,他们要在许多限制的情况下工作,如病人很多、时间有限、数据不足等。

为了能充分利用好每次就诊时看医生的时间,我们自己应该积极参与,尽量做好以下几点:(利用表 6 - 2 进行讲解)。

（1）预先准备

在看医生之前预先做好准备工作,准备一本记录本(可以是自己的自我管理笔记本),记录将要向医生报告的和要咨询的问题。包括:自己的症状情况(有哪些不适症状、以前的症状有无改善或恶化、有无新的症状出现);已经治疗的效果,监测的血压、血糖情况,有无新的并发症出现;自己的服药情况,将服用的所有药物(包括外用药物)列一张药物清单,服用药物有无不良反应等。

准备好你所关心的、要向医生咨询的最主要的问题,在就诊开始时便向医生提出,不要等临走时再提出。有研究显示,医生一般只允许病人用平均18秒的时间陈述他们所关心的问题,之后便会打断他们并集中于某一具体问题上。提前准备好问题能帮助你更好地利用这18秒。

（2）多方提问

提出问题,获取明白的信息和答案是自我管理的基础。需要准备询问有关诊断、检查、治疗、复诊等方面的问题。用笔将重点记下来。或者,带另一个人陪你,帮助你记下医生的意见。

（3）重提要点

与医生见面及讨论时,向医生简单地重复一些关键问题,包括诊断、病情发展、治疗计划等,这样可检查自己是否已经明白了重要的信息。如果你不明白或忘记了医生所讲的话,要请医生再说一遍。请不要认为这些是"愚蠢"的或"低级"的问题,提出这些问题表明你对它非常关心。

（4）采取主动

在与医生会面结束时,你需要清楚地明白下一步要做什么。在适当的时候,要求医生对特定的情况(如病情、药物的作用及副作用等),列出有关指示或介绍可参考的资料给你。

如果因某些原因不能执行医生的建议时,要让医生知道。如:"我没有服用阿司匹林,因为它使我的胃不舒服。"或"我的医疗保险不能报销这种药,所以我负担不起。"如果医生知道了原因,他就可以将他的建议做些调整,帮助你克服困难。如果你不说出妨碍你治疗的困难,医生就很难帮助你。

表6-2　患者就诊时的积极参与

1	预先准备	记录下自己症状、监测、服药等情况;记录下自己关心的、要向医生咨询的问题
2	多方提问	诊断、检查、治疗、复诊等方面的问题
3	重提要点	重提医生讲过的重点,如对病情的诊断、对病情发展的预测、随后的安排、治疗程序等,让对方确认,以免误解
4	采取主动	对需要的帮助、妨碍执行医生建议的困难等要主动向医生提出,以寻求医生的帮助

活动 3

戒烟、限酒

方法：

组长讲解、组员集思

1. 吸烟有害健康

"吸烟有害健康"，这是一个人所共知的事实，就连香烟盒上都标出这样的警示语来提醒吸烟者要少抽烟或不吸烟。

集思：吸烟对健康的危害有哪些？

待组员集思后，组长补充或强调表 6-3 所列的几点：

（1）致癌：吸烟是肺癌的重要危险因素，与喉癌、膀胱癌、胃癌、食道癌、胰腺癌、肾癌、子宫癌、唇癌等的发生都有关系。

（2）诱发心脑血管疾病：吸烟被公认为心脑血管疾病的主要原因。烟草中所含的尼古丁能刺激心脏和肾上腺释放大量的儿茶酚胺，使心跳加快，血压升高；香烟在燃烧时所产生的一氧化碳损伤血管内皮促发动脉粥样硬化，使高血压出现；吸烟人群容易形成夜间睡眠中血压不下降，容易发生恶性高血压。吸烟的高血压患者，对降压药的敏感性降低，抗高血压治疗不易获得满意疗效。

（3）引发糖尿病：吸烟导致胰岛素抵抗和胰岛素分泌不足、胰岛素作用减弱，从而引发糖尿病。

（4）导致肺部疾病：吸烟是慢性支气管炎、肺气肿和慢性气道阻塞的主要诱因之一。吸烟可引起中央性及外周性气道、肺泡及毛细血管结构及功能发生改变，同时对肺的免疫系统产生影响，从而导致肺部疾病的产生。

（5）导致骨质疏松：烟草中的尼古丁可影响钙的吸收，烟碱抑制成骨细胞,刺激破骨细胞的活性等。钙摄入不足就会让一部分骨钙释放入血以维持正常的血钙水平。如此,就会使骨密度降低,引发骨质疏松。

(6)影响睡眠质量:根据德国科学家的一项最新调查表明,吸烟的人睡眠时间比不吸烟的人要少,并且睡眠质量也较差。其中尼古丁是影响睡眠的罪魁祸首,睡眠质量差不仅会让人在清醒后精神状态差,一些研究还显示,如果习惯性睡眠质量差,还会产生肥胖、糖尿病、心脏病等健康问题。

(7)影响生育:据研究调查表明,长期吸烟者的精子受精能力较不吸烟者下降了75%。精子可以识别尼古丁,并对它产生反应,长期吸烟使得人精子中尼古丁受体超载,从而使得受精的能力下降。孕妇吸烟不仅危害自己的健康,同时还可能对肚子里胎儿造成伤害。香烟中所含的烟碱和尼古丁会造成全身血管病变,子宫血管因此受累,在怀孕早期吸烟容易发生流产,到中期吸烟发生妊高症。

表 6-3　吸烟对健康的危害

1	致癌
2	升高血压
3	加速动脉粥样硬化
4	增加脑卒中危险
5	引发糖尿病
6	导致肺部疾病
7	导致骨质疏松
8	影响睡眠
9	影响生育功能

组长强调:"二手烟"是吸烟的人所呼出的气体和香烟本身燃烧时的烟雾的俗称。二手烟对被动吸烟者的危害一点不比主动吸烟者轻,甚至比吸烟者的危害更大。

组长展示表 6-4 提醒组员:吸烟对健康是"有百害而无一利",最好自己不要抽烟,并且远离二手烟。

表 6-4　远离烟草

烟对健康是"有百害而无一利"
最好不要抽烟
远离二手烟

2. 酒与健康

酒与健康的关系比较复杂,至今尚无科学定论。"适量饮酒可能有好处,过量饮酒肯定危害健康"。

有研究显示:少量饮酒(每天摄入酒精10～30克)者的血压比不饮酒或戒酒者低,但是摄入酒精30克以上者,随饮酒量的增加血压显著升高;与不饮酒的人相比,每天饮用相当于含有14～28克酒精饮料的成年人患冠心病的风险更小,而在大量饮酒的人中发病率、死亡率比不饮酒的人高。

酒精量(克)＝饮酒量(毫升)×酒精含量(％)×0.8(酒精比重)

组长展示表6-5,讲解10克酒精(1份标准量)的各种酒的酒量。

表 6-5　10克酒精(1份标准量)的酒量

品　　种	酒精含量	酒　　量
啤　　酒	3.5％～5％	清淡啤酒375毫升,啤酒285毫升
红　　酒	12％～15％	100毫升
黄　　酒	10％	125毫升
低度白酒	40％	30毫升
高度白酒	50％	25毫升

过量饮酒会增加高血压、中风的危险。饮酒增加患乳腺癌、消化道癌症的危险。长期过量饮酒易发生骨质疏松、容易导致骨折。

组长展示表6-6,讲解限量饮酒:

(1) 综合考虑过量饮酒对健康的危害和适量饮酒的可能健康效应,《中国居民膳食指南2011》指出:不建议任何人出于预防心脏病的考虑开始饮酒或频繁饮酒;世界卫生组织也把"少量饮酒有利健康"的观点改为

“酒,越少越好”。

（2）高血压病、糖尿病患者若饮酒,每天不要超过1～2份“标准量”。《中国糖尿病医学营养治疗指南》进一步建议,每周不超过2次饮酒。

（3）糖尿病患者如果饮酒,需要把酒中所含的能量计算入总能量范围内,即喝酒之后要少吃其他食物。1克酒精提供7千卡能量,1份标准量饮酒大约提供70千卡能量,与20克大米或面粉所含能量大致相当。也就是说,如果饮酒1份标准量,就要相应减少20克主食（干重）,如果饮酒2份标准量,就要减少40克主食（干重）。

为避免摄入过多的能量,可以选用糖分较低的“干啤”“干红”。

酒精只有能量,没有任何营养作用,没有主食中的蛋白质、维生素等营养成分。

（4）酒精会促进使用磺脲类或胰岛素治疗的患者出现低血糖,所以,有低血糖发作的患者应戒酒。

表 6-6　限量饮酒

1	酒,越少越好	不建议为了预防心脏病特意去饮酒
2	每天不要超过1～2份“标准量”。糖尿病患者每周不超过2次	1份标准量,相当于清淡啤酒375毫升,红酒100毫升,黄酒125毫升,低度白酒30毫升
3	糖尿病患者若饮酒,需要把酒中所含的能量计算入总能量,即喝酒之后要少吃其他食物	1份标准量饮酒大约提供70千卡能量,与20克大米或面粉所含能量大致相当
4	有低血糖发作的糖尿病患者应戒酒	酒精会促进使用磺脲类或胰岛素治疗的患者出现低血糖

3. 戒烟的技巧

组长请组员集思:许多吸烟者虽然知道吸烟有害于健康,但是戒烟不是件容易的事。请大家集思有哪些戒烟的技巧?

待组员发言后,组长可以重提表 6-7 中的戒烟技巧。

表6-7 戒烟技巧

1	以制订、执行一周行动计划方式,逐渐减烟直至戒烟
2	想抽烟时,转移注意力,做如园艺、修理、游戏之类的事情
3	进行放松身心的练习,如腹式呼吸、导向意象法等
4	想抽烟时,慢慢喝水或吃些低脂肪、低糖分的零食
5	进行体育运动,冲淡烟瘾,缓解紧张不安情绪,消耗能量
6	转消极思维为积极思维,多想想成功戒烟给自己带来的健康效应激励自己
7	寻找戒烟伙伴,互相监督、互相勉励
8	多看看吸烟危害健康的图片,不断提醒自己吸烟会减寿
9	如果减烟或戒烟成功,适时地奖励自己

活动 **4**

回顾所学的自我管理技能

方法：

组长讲解、组员讨论

1. 有效控制血压、血糖的重要性

我们知道,高血压病、糖尿病不是单独的一种疾病,如果血压、血糖得不到有效控制,会引发心脑血管疾病、尿毒症、失明等严重后果。

组长结合图1-1讲解高血压、糖尿病患者要控制好血压、血糖的重要性。

2. 高血压病、糖尿病是可有效预防控制的

高血压病、2型糖尿病属于生活方式疾病,其发生发展与人们不健康的生活方式有很大关系。

组长结合表1-4讲解不健康的生活方式如饮食不合理,缺少体力活动,肥胖,吸烟,超量饮酒,长期精神紧张与高血压病,2型糖尿病发生、发展关系密切。保持健康的生活方式,合理膳食、适量运动、控制体重、禁烟限酒、良好心态对有效控制血压、血糖、防止并发症发生、提高生命质量至关重要。

表 1-4　高血压病、2 型糖尿病发病原因

年龄	饮食不合理
遗传	缺少体力活动
	肥胖
	吸烟
	超量饮酒
	长期精神紧张

3. 高血压病、糖尿病患者自我管理技能

集思:我们在本课程中获得了哪些自我管理技能?

待组员集思完毕后,组长利用表6-8,与组员一起回顾在本课程中获得的自我管理的技能。

表6-8　高血压病、糖尿病患者自我管理技能

健康饮食	行动计划
适量运动	解决问题
控制体重	积极思维
自我监测	良好沟通
减烟戒烟	合理用药
限量饮酒	改善呼吸
改善情绪	精明治疗决策
与医护人员合作	分散注意力

组长读出下面的讲稿,带领组员回顾所学的技能,帮助大家再次肯定这6个星期以来所取得的进步,加深积极向上的感觉。切记:请组长以较慢的语速读出讲稿,在省略号(……)位置注意停顿。

闭上眼睛……深深呼吸3次……空气经过鼻孔,一直流到腹部,腹部上升,再收紧腹肌,轻轻地用圆唇让空气慢慢呼出……想想自己这6星期来所做的事和取得的进步……每周你都能成功地完成行动计划,运用了解决问题的技巧,改变自己来达到每周的目标……你花时间做了放松身心的活动,分散注意力……渐进式肌肉放松……积极思维……导向意象法……去帮助自己应对人生道路上的不愉快、不舒适……你增加了关于健康饮食的知识……知道了应该如何去进行适量的运动……知道如何去进行自我监测……你练习过改善呼吸的方法……培养了更多的健康习惯……你还学到了良好的沟通技巧,这有助于你与家人、朋友及医护人员更好地沟通、合作,使你的人生道路更加平坦、顺畅……你也分享了你的知识、经验和技巧,你与同伴互相支持、互相帮助……这些都是你的收获……现在,你已整装待发,准备随时迈向更美好的未来……想一想自己能够做到的那种兴奋感觉……现在,再深呼吸3次……吸气……将嘴成圆形,慢慢将气呼出……很好,再来一次,吸气……慢慢呼气……再来一次,吸气……慢慢呼气……很好,慢慢张开眼睛。

活动 **5**

计 划 未 来

方法：

组长讲解、组员讨论

组长展示表6-9,组织大家为了自己的健康,为自己制订未来3个月至半年的目标以及为了达到此目标自己应该怎么做?

现在,我们用几分钟时间来想想为了我们的健康,下一步我们要做些什么? 我们未来的3个月至半年的目标是什么? 怎么做可以达成这些目标? 对达到此目标的信心指数是多少?

表6-9　计划未来

未来3个月至半年的目标
怎么做可以达成这些目标
达到目标的信心指数

组长自己首先带头,为组员做个好的示范;然后,请一位自愿的组员开始,再请其他组员轮流说出自己的目标、具体的行动以及要达到此目标的信心指数。

如果有组员的信心不足,请他指出导致信心不足的原因、可能会遇到的障碍或困难。

从信心不足或没有信心的组员提出的问题中,选出1～3个问题,请其他组员一起帮助思考解决问题的办法。

活动 **6**

总 结

1. 鼓励组员继续保持联络，互相勉励、互相支持，可以互留下联系方式。

2. 提醒组员使用自我管理技能，继续使用行动计划支持自己。

3. 收回台牌。

4. 再次感谢各位组员的参与和坚持！集体合影留作纪念。

5. 条件允许，可以举行小型的庆祝会。

参考文献

1. Wagner E H. Chronic Disease Management：What Will It Take to Improve care for Chronic Illness[J]. Eff Clin Pract，1998，1(1)：2 - 4.

2. 潘经光,郑嘉辉,陈洁莹."身心力行"课程组长手册[M].香港康复会,2006.

3. Lorig K R，Holman H R. Self Management Education：History，Definition，outcomes and Mechanisms[J]. Annals of behavioral Medicine，2003，26：1 - 7.

4. Lorig K R，Ritter P L，Jaquez A. Outcomes of Border Health Spanish/English Chronic Disease Self-Management Programs[J]. Diabetes Educ，2005，31：401 - 409.

5. Stone G R，Packer T L. Evaluation of a Rural Chronic Disease Self-Management Program[J]. Rural Remote Health，2010，10(1)：1203 - 1216.

6. Lorig K R，Hurwise M L，Sobel DS，et al. A National Dissemination of An evidence-Based Self Management Program：A Process Evaluation Study[J]. Patient Education and Counseling，2005，59：69 - 79.

7. 傅东波,傅华.慢性病自我管理[J].中国慢性病预防与控制,2002,10(2):93 - 95.

8. 刘力生.中国高血压防治指南2010[J].中华高血压杂志,2011,19(8):701 - 743.

9. 中华医学会糖尿病学分会.中国2型糖尿病防治指南(2013年版)[J].中国糖尿病杂志,2014,22(8):2 - 42.

10. 中国营养学会.中国居民膳食指南(2011年全新修订)[M].拉萨:西藏人民出版社,2012.

11. 于康.远离三高从吃开始[M].沈阳:辽宁科学技术出版社,2011.

12. 王兴国.糖尿病算算算[M].北京:中国人口出版社,2013.

13. 杨月欣.中国食物成分表2004[M].北京:北京大学医学出版社,2005.

14. 杨月欣.中国食物成分表2002[M].北京:北京大学医学出版社,2002.

15. Lorig K R，Laurent D. Primer for evaluating outcomes [J/OL]. http://patienteducation. stanford. edu/research/cdquest. pdf

16. Stanford Patient Education Research Center. Chronic disease self-man-

agement program questionnaire code book [J/OL]. http：//patientedu-cation. stanford. edu/research/cdCodeBook. pdf

17. Maruthur N M，Gudzune K，Hutfless S，et al. Avoiding Weight Gain in Cardiometabolic Disease：A Systematic Review[J]. Journal of Obesity，2014，2014：358919.

18. Nam S，Song Y. Role of Self-Efficacy in the Relationship Between Patient-Provider Relationships and Psychological Insulin Resistance Among Patients with Type 2 Diabetes[J]. Journal of Contemporary Diabetes Research，2014，1(1)：1 - 15.

19. Li R，Shrestha S S，Lipman R，et al. Diabetes Self-Management Education and Training Among Privately Insured Persons with Newly Diagnosed diabetes—United States，2011—2012 [J]. MMWR Morb Mortal Wkly Rep，2014，63(46)：1045 - 1049.

20. Gunnell A S，Knuiman M W，Divitini M L，et al. Leisure Time Physical Activity and Long-term Cardiovascular and Cancer Outcomes：the Busselton Health Study[J]. Eur J Epidemiol，2014，29(11)：851 - 857.

21. Lin J S，O'Connor E A，Evans C V，et al. Behavioral Counseling to Promote a Healthy Lifestyle for Cardiovascular Disease Prevention in Persons With Cardiovascular Risk Factors：An Updated Systematic Evidence Review for the U. S. Preventive Services Task Force [Internet]. Agency for Healthcare Research and Quality (US)，2014，8.

22. 钱云,董美华,董昀球等.社区推行慢性病人自我管理课程效果的评估[J].中华疾病控制杂志,2014,18(5):439 - 442.

23. 董建群,董文兰.糖尿病患者自我管理实践(2 型糖尿病)[M].北京:人民卫生出版社,2018.

附　件

附件1：

高血压病、糖尿病患者自我管理小组活动签到表

第一次（月 日）					第二次（月 日）	第三次（月 日）	第四次（月 日）	第五次（月 日）	第六次（月 日）
姓 名	性 别	出生年月	联系电话	居住地址	姓 名	姓 名	姓 名	姓 名	姓 名

附件 2：

自我管理效能调查问卷

姓名：＿＿＿＿＿ 性别＿＿＿＿ 出生日期：＿＿＿＿年＿＿＿月＿＿＿日

联系电话：＿＿＿＿＿＿＿＿＿ 家庭住址：＿＿＿＿＿＿＿＿＿＿＿＿

请圈出您曾接受教育的年数（从小学一年级开始算起）：

1　2　3　4　5　6　7　8　9　10　11　12　13　14　15　16　17　18　19　20　多于21年

您所患的慢性病或长期的健康问题：

1.＿＿＿＿＿＿＿＿＿＿＿＿＿＿＿＿＿＿＿＿＿＿＿＿＿＿＿＿＿＿＿

2.＿＿＿＿＿＿＿＿＿＿＿＿＿＿＿＿＿＿＿＿＿＿＿＿＿＿＿＿＿＿＿

3.＿＿＿＿＿＿＿＿＿＿＿＿＿＿＿＿＿＿＿＿＿＿＿＿＿＿＿＿＿＿＿

填写日期：＿＿＿＿年＿＿＿月＿＿＿日

1. 一般来说，你认为自己的健康状况是…〔请圈出数字〕

　　　极佳 ……………………………………………………… 1

　　　非常好 ………………………………………………… 2

　　　好 ………………………………………………………… 3

　　　普通 ……………………………………………………… 4

　　　差 ………………………………………………………… 5

2. 过去两个星期，你有多少时间……（请每项圈出数字）

	完全没有	很少时间	有时	经常	很多	全部时间
1. 你因为你的健康问题而感到泄气嘛？	0	1	2	3	4	5
2. 对未来的健康情况感到恐惧吗？	0	1	2	3	4	5
3. 你感到自己的健康是生活中的忧虑吗？	0	1	2	3	4	5
4. 你因你的健康问题有挫败感吗？	0	1	2	3	4	5

3. 疲倦对你是否有影响,请圈出过去两个星期你的疲倦积极程度(请圈出数字):

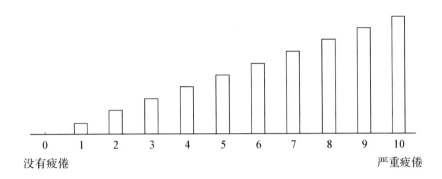

4. 呼吸困难对你是否有影响,请圈出过去两个星期你的呼吸困难程度(请圈出数字):

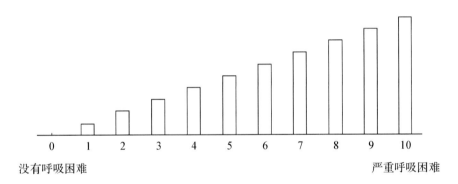

5. 疼痛对你是否有影响,请圈出过去两个星期你的疼痛程度:

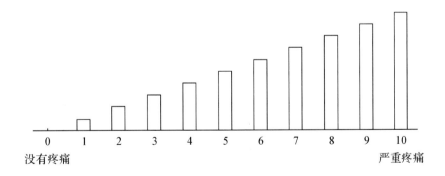

6. 过去一个星期,你花了多少时间(整个星期时间)进行以下活动:(每项圈出一个答案)

	完全没有	一星期少于30分钟	一星期30至60分钟	一星期1至3小时	一星期多于3小时
伸展或加强肌肉的锻炼	0	1	2	3	4
为锻炼身体进行的步行	0	1	2	3	4
游泳或在水中做运动	0	1	2	3	4
骑单车(包括健身单车)	0	1	2	3	4
使用运动器材进行运动(如哑铃、踏步机、划艇机)	0	1	2	3	4
其他有氧运动,其注明:_____	0	1	2	3	4

7. 请圈出你现在有多少信心去做下列事情:

你感到有多少信心:

(1) 不被慢病引起的疲倦妨碍你去做你想做的事

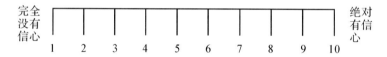

(2) 不被慢病引起的不舒服或痛楚妨碍你去做你想做的事

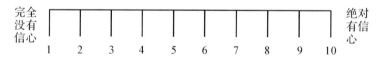

(3) 不被慢病引起的疲倦妨碍你去做你想做的事

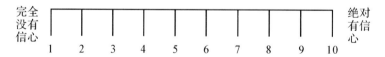

(4) 不被其他任何症状或健康问题妨碍你去做你想做的事

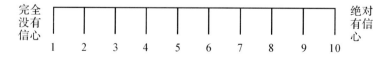

（5）主动管理自己的健康（如参加一些活动），从而降低看医生的需要

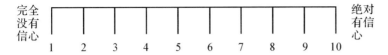

完全没有信心　1　2　3　4　5　6　7　8　9　10　绝对有信心

（6）除服药外，同时用其他方法减低病情对日常生活的影响

完全没有信心　1　2　3　4　5　6　7　8　9　10　绝对有信心

8. 过去两个星期,有多少:（每项圈出一个答案）

	完全没有	轻度	中度	非常	几乎完全
你的健康打扰了你与朋友、家人、邻居、团体进行社交活动吗？	0	1	2	3	4
你的健康打扰了你的娱乐或兴趣活动吗？	0	1	2	3	4
你的健康打扰了你做家务吗？	0	1	2	3	4
你的健康打扰了你外出购物或处理事物吗？	0	1	2	3	4

9. 当你见医生时,你会做以下的事情呢？（每项圈出一个答案）

	永远不会	几乎不会	有时会	经常会	大多数会	总是会
预先把要提出的问题列成清单	0	1	2	3	4	5
对治疗上不明白或你想知道的方面向医生查询	0	1	2	3	4	5
与医生讨论与你病情有关的私人问题	0	1	2	3	4	5

10. 在过去的 6 个月,你去医院就诊情况,请填上准确的数字:

看门诊几次？	
看急诊几次？	
住院几次？	
在医院共住了几晚？	

附件3：

一周行动计划及执行情况记录表

行 动 计 划	
未来一周,我将	（做什么）
	（做多少）
	（何时做）
	（多少次）
	（几成信心）

执 行 情 况		
日 期	评 估	随 记

附件 4：

力量与柔韧性运动

一、颈部运动

1. 基本姿势——头部正直姿势

此姿势是保持良好身姿的基础，有助于舒缓下颌、颈部及上背部的紧张与疼痛。在驾驶、伏案、阅读、锻炼，甚至做针线活时，均可尝试。做此运动，可采取坐式或站式，轻收下颌，双眼正视前方，头部向背侧收回，练习者可以感受到颈部的拉伸。练习者可将手指置于鼻尖，并向背侧收回手指（即向背侧后推鼻尖），来帮助运动的完成。（不要担心出现双下巴——因为伸直颈部能够让你精神焕发！）

正确姿势提示：

- 耳部在肩部的上方，头不要伸到肩前；
- 头部不要前伸，与颈部及躯干保持正直；
- 颈部不要前倾，颈后部尽可能垂直于地面；
- 可能出现双下巴。

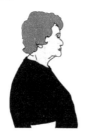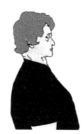

2. 颈部伸展

在头部正直姿势（运动 1）的基础上，放松双肩，缓缓转动头部，望向右肩；然后，缓缓转动头部，望向左肩；其后摆正，将头向右倾斜，再向左倾斜。注意，做此动作时，应让耳部向肩部靠近，而不是将肩部移向耳部。

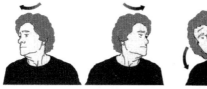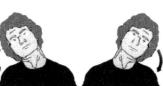

二、手和腕部运动

手、腕部运动可在洗碗后、沐浴后或手工间歇进行，此时手部肌肉更灵活、更温暖。在做此运动时最好能利用桌面有效支撑前臂，以完成手、腕部练习。

3. 拇指运动

练习者伸直右手手腕，用拇指逐一触碰其他手指指尖，弯曲手指，形成字母"O"。每完成一个"O"，完全舒展手部一次。若动作完成有困难，可以利用左手帮助完成。换对侧手完成相同动作。

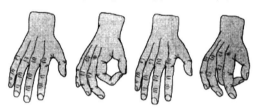

三、肩部运动

4. 耸肩

在头部正直姿势（运动 1）的基础上，缓缓向耳侧提升双肩；（保持肩部肌肉紧绷）维持姿势片刻，继而放松。

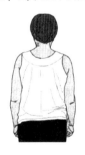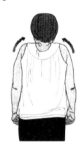

5. 肩部环绕

提升双肩，夹紧肩胛部肌肉，缓慢向后旋转肩部一周，最后，恢复至头部正直姿势。反向完成相同动作。此练习可作为颈部伸展运动（运动 2）的替代练习。

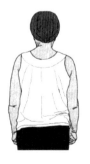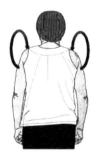

6. 舒展双臂

半握双拳,手掌向下,腕部交叉。吸气,从指尖开始舒展,向外伸展双臂,并尽可能向上拉伸。当双臂舒展开,放松时呼气。

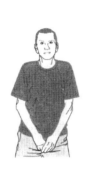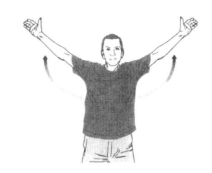

7. 棒子运动

准备一根手杖、拖把柄或其他棍状物,采取站位、坐位或卧位姿势,双手放于手杖两端,将棒子尽力举过头顶。练习者可在镜子前练习,以调整姿势。

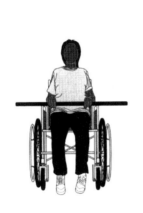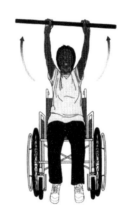

8. 接合运动

此练习可提升肩部柔韧性,增强肩部力量。练习者抬起一侧手臂,高过头顶,向背侧弯曲肘部,并轻拍后背。对侧手臂亦向背部弯曲(肘部),尽可能向上靠近另一手臂。你双手的指尖可以碰到吗?放松一下,交换双臂位置,你还能够着吗?对于大多数人而言,其中一侧体位的表现优于对侧。即使一开始无法做到也不用担心,你可以通过练习得到提升,例如,通过一块毛巾,模仿背后搓澡的动作,能够逐步提高此练习的完成度。

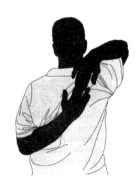

9. 肩胛挤压运动

此练习能够锻炼中上背部及胸部的肌群,对于有呼吸障碍患者大有裨益。坐位或立位状态下,保持头部正直姿势(运动 1),同时放松肩部。水平抬高双臂,弯曲手肘,向身体左右两侧尽力拉伸,感受到肩胛部肌肉的收缩状态。保持片刻,然后缓缓将两臂在胸前合拢,双手合十,肘部相贴。如果做此动作有困难,可将手臂放低,双手交叉置于对侧肩膀。

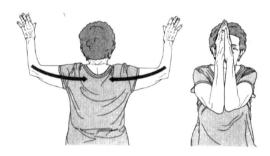

四、背部和腹部运动

10. 蜷膝伸展运动

为达到腰背伸展的目的,取平卧位,弯曲双膝,足部平放于地面。用手抬起一侧膝盖,向胸部靠近。保持此姿势 10 秒,后缓缓放低腿部,恢复原位,再对侧做相同动作。也可同时弯曲双侧膝盖,向胸部拉伸。放松全身,感受伸展带来的愉悦。

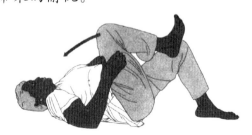

11. 盘骨倾斜运动

此练习可舒缓腰背部的不适与疼痛。取平卧位,弯曲双膝,足部放平。将双手置于腹部,收紧腰腹及臀部肌肉,并尽可能使上背部紧贴于地面(支撑全身重量)。此姿势可使尾骨前倾,腹部收回。在做此姿势时,可以想象自己在穿一条紧身裤,为了拉上裤拉链需要尽力收腹。保持此姿势5～10秒。放松,微微(向上)拱起背部。再放松,重复此练习。注意调整呼吸,响亮地报出倒计时。当你已掌握卧位的技巧,还可在坐位,站位及步行时尝试此练习。

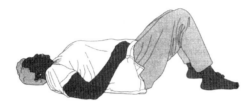

12. 抬后背

此练习有助于增强脊柱的柔韧性,抬升胸部畅通呼吸。取俯卧位,前臂支撑地面,抬高胸部。保持背部肌肉放松,压低腹部及臀部。如果可以坚持的话,伸直双肘,平缓地呼吸,维持姿势10秒以上。如果感觉到中重度腰背疼痛,不要勉强,请咨询理疗师。

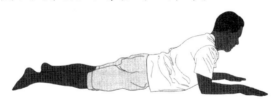

调整动作,可锻炼背部肌肉——取俯卧位,双臂置于身体两侧或平伸于头部两侧。向上(依次)抬起头部、肩膀及手臂,下颌收回,保持双下巴姿势,目视下方,大声由10开始倒数。随后,放松姿势。练习者可以同样的姿势练习腿部的抬伸。

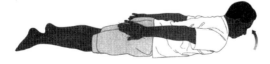

注意:同时抬起身体的两端(头部、上身和腿部)是很费力的,对有背部疼痛的人并无益处。

13. 下背摇摆

取平卧位，弯曲膝盖，靠近胸部，双手放于大腿的后部或置于身体两侧，保持此姿势 10 秒，之后，轻轻向一侧移动臀部及膝盖，休息片刻，再移向对侧。做此练习时，肩背部不要离开地面。

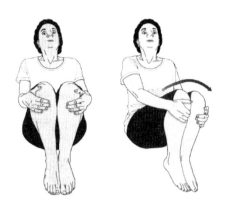

14. 卷腹运动

此练习有助于加强腹部肌肉。取平卧位，弯曲双膝，足部放平。开始于盘骨倾斜运动（运动 11），下颌内收，呼气，缓缓抬起头部、肩部，尽可能向腿部靠拢，坚持 10 秒后，缓缓放松，吸气，恢复原位。（注意做此练习时不要限制足部的活动，例如找人按住脚部等。）如果你患有颈肩疾病或有不适，可尝试运动 15，不要勉强。

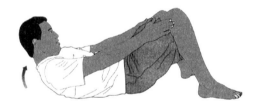

15. 伸膝运动

此运动同样有助于加强腹部肌肉，对于颈部的压力相对较小，适合颈肩疾患或有不适者。

取平卧位，弯曲双膝，足部放平。开始于盘骨倾斜运动（运动 11），腰背紧贴地面。

呼气，缓慢伸直一侧膝盖，使其背离胸部，至腰背部稍有拱起，停止动作，恢复盘骨倾斜运动姿势，换另一侧进行相同动作。

在盘骨倾斜运动基础上，配合伸膝练习，可加强腹部肌肉力量。随着练习次数的增多，膝盖的伸展可进一步提升，并可尝试双膝同时练习。

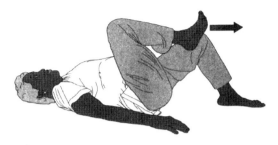

五、臀和腿部运动

16. 直腿抬高

此练习可锻炼屈髋部及伸膝关节的肌肉。取平卧位,弯曲双膝,足部放平。收紧大腿腹侧肌肉,尽可能伸直单腿。伸直膝关节并抬高腿,直至3到5厘米(最高不超过50厘米)并保持10秒。在此过程中,不要拱起背部。换另一侧腿做相同动作。

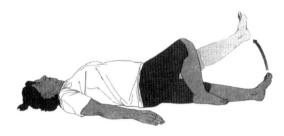

17. 臀部摇摆

此运动采取站立位或仰卧位。如采取仰卧位,尽可能分开双腿,向外转动腿和脚,同时伸展各个脚趾(像鸽子脚趾一样),再将腿和脚恢复原位。如采取站位,找一个柜子或桌子作为支撑,向可能向外伸开一条腿,脚跟朝外,脚趾朝内。

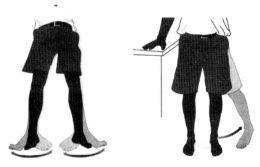

18. 后踢

此练习可增强臀部后侧肌肉的灵活性与力量。选择合适高度的支撑物,双手以其为支撑并保持直立姿势,膝关节绷直,单腿抬起,向后拉伸。注意:后踢练习时,身体不要前倾。

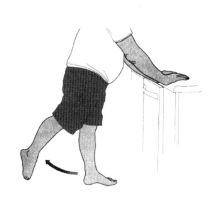

19. 膝关节加强

好的膝关节对能舒适地行走和站立都非常重要,此练习可增强膝关节力量。坐在一张椅子上,伸直一侧膝关节,可感受到腿部上侧肌群的紧绷。把手放在腿上,可感受腿部肌肉的收缩。如果你愿意,可以用脚趾在空中划圆形。如果你的膝关节可以,看看能否维持此姿势 30 秒。大声地计时,自然呼吸,不要憋气。

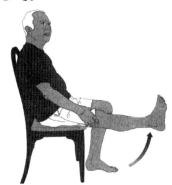

20. 双膝对抗

此练习可同时锻炼腿部的屈肌与伸肌。取坐位,在脚踝处交叉双腿,双腿可以自然下垂或尽可能地向后弯曲。用后面的腿向前推,同时前面的腿向后抵抗,双腿用力平衡,不要前后移动。维持此姿势,大声计时 10 秒,然后放松,交换双腿位置,重复。注意,保持自然呼吸。

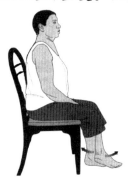

21. 起步准备

取站位,向前迈开一小步,后脚跟着地。此时收紧前面大腿的肌肉,保持膝关节伸直状态。维持 10 秒,放松,换另一侧练习。

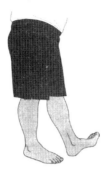

22. 腿筋伸展

首先做腿筋灵活性测试练习,自我测试判断自己是否需要进行此项练习。如果你的膝盖不稳固或有膝反张,那么请不要进行此项运动。

如果腿筋僵硬、不灵活,请取平卧位,弯曲双膝,足部放平。向上抬起单腿,此时尽可能伸直膝关节,并维持 10 秒。此时可感受到膝盖后部及腿部轻微的拉伸。

注意:不要过分拉伸膝关节,否之,可能引起酸胀不适。

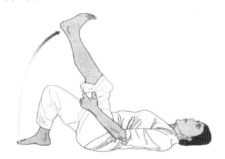

23. 跟腱舒展

此练习有助于保持脚踝后部跟腱的灵活性。好的、灵活的跟腱可减少运动伤害、减轻小腿不适和脚后跟疼痛。此项练习尤其对在步行、骑车运动后腿肌肉痉挛的人作为整理运动时做最有帮助。对站着难以平衡或有肌肉痉挛的人,可以坐着练习,双脚平放于地面,向近身侧滑动单脚,保持脚跟不离开地面,顺势弯曲脚踝,能感受到小腿后部肌肉的拉伸。

与墙面或其他支撑物保持适当距离,面向支撑物站立,迈出一小步,脚尖朝前,脚跟着地,身体前倾,前腿弯曲,后腿保持膝关节伸直,脚跟始

终不离开地面。可感受到小腿肌肉的拉伸。保持此姿势 10 秒。不要弹
跳、平地轻移。若微微弯曲后面腿膝关节，能够拉伸小腿其他的肌群。
此练习容易使肌肉酸胀，对于长时间穿高跟鞋的女士尤需注意。

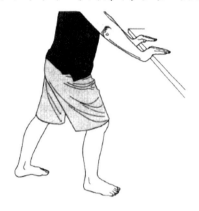

24. 踮脚

此练习有助于增强小腿下部肌群力量，提高平衡能力，还可缓解步
行、爬楼梯、站立时的疲乏。以桌面为支撑，踮起脚尖，保持 10 秒，再脚
跟缓慢着地。注意：练习的要点在于保持平衡和控制足踝比踮得高更重
要。双脚同时踮起更容易完成此练习。如果站着完成此动作有困难，也
可取坐位。如果此练习使你脚踝疼痛，请停止练习，必要时咨询理疗师。

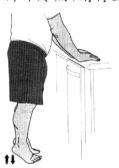

六、踝和足部运动

此部分练习需要准备一块毛巾和 10 个玻璃球。基本姿势为不穿鞋袜，以
舒适的姿势坐于靠背椅上。此练习可增加柔韧性、力量和舒适度；同时，练习
还可提示足部，脚趾是否有微循环或皮肤相关疾病，当然，还可提示您是否需
要修剪脚趾甲了。

25. 抓毛巾

将毛巾随意放置于椅子前方的地面。单脚放于毛巾上，足跟压住毛
巾的近侧边缘，前脚掌微微抬起，用脚趾将毛巾向足跟方向挪拉，直至获
得毛巾的远侧边缘。随后，用脚趾反向推挪毛巾，直至毛巾平铺于地面。

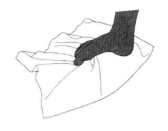

26. 捡玻璃球

将几个玻璃球放于双脚之间,脚跟紧贴地面,先用右脚脚趾夹取一个玻璃球,以脚跟为轴心,将右脚旋转至身体远侧,放下玻璃球。直至所有玻璃球都被移动到对侧,重复以上动作,还原玻璃球位置。换左脚做相同动作。如果夹取玻璃球有困难,可以先尝试骰子,纸团等。

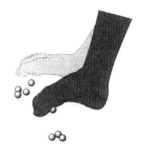

27. 足底滚轴

将一根滚轴(擀面杖,木杆或其他棍状物)放于足弓下,向前向后移动。此练习能够拉伸足弓的韧带。

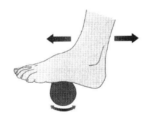

七、自我测试项目

无论我们的目标是什么,我们都需要知道付出努力后的效果。运动的效果当然不会立竿见影,需要循序渐进。可以选取一下几项测试灵活性和力量的项目来测试运动的进展成效。不是每个人都能做所有的测试,您可选择适合自己的项目。在开始着手准备某些运动时就进行测试,记录下结果,然后,每一个月测试一次以观察此项运动的效果。

28. 手臂柔韧性

进行运动 8(接合运动),请家人或同事测量两指尖的距离。

目标:两指尖的距离越来越短。

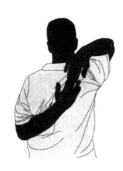

29. 肩部柔韧性

面向墙面站立,足尖顶到墙根。举起一侧手臂,尽可能向上拉伸,记录指尖可以达到的高度。或者,侧身站立于墙边(脚距离墙根8厘米),做相同动作。

目标:指尖达到更高的高度。

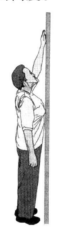 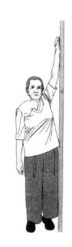

30. 腿筋柔韧性

进行运动22腿筋伸展运动,尽可能伸直膝关节。你的膝盖能够伸多直?腿后部是否紧绷?

目标:将膝关节尽可能伸直,腿后部的紧绷感逐渐减轻。

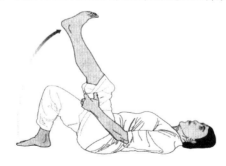

31. 脚踝柔韧性

坐在椅子上,赤脚平放于地面,膝关节弯曲呈90度。脚跟着地,抬起脚趾,前脚掌离开地面。请家人测量脚弓至地面的距离。

目标:脚弓离地面3～5厘米。

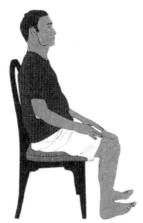

32. 腹部力量

完成运动14——卷腹运动。计数你在感到疲劳前一下能做多少个,或计数1分钟内完成多少个。

目标:逐渐增多。

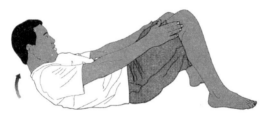

33. 脚踝力量

此测试包含两部分,需借助桌椅或柜子做支撑。第一,尽可能快地、多地进行踮脚练习(运动24)。第二,站位,脚放平,将重心放在一侧脚上,用另一侧脚的前掌快速轻拍地面,计数在你感到疲劳前可以完成多少次拍击。

目标:每次运动均可达到10～15次。

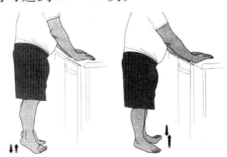

附件5：

膳食日记

种　类		____月____日　星期____				
		早餐	中餐	晚餐	加餐	合计
主食	谷类(米、面)(g)					
	杂粮(薯、红豆、绿豆等)(g)					
蔬菜(g)						
水果(g)						
肉类	畜肉(猪、牛、羊)(g)					
	禽肉(鸡、鸭、鹅)(g)					
	水产品(鱼、虾等)(g)					
蛋(个)						
奶类	鲜奶(mL)					
	酸奶(mL)					
	奶粉(g)					
豆制品	豆腐(g)					
	豆腐干(g)					
	豆浆(mL)					
坚果(g)						
食盐(g)						
食用油(mL)						
饮水(mL)						
酒类	白酒(mL)					
	啤酒(mL)					
	葡萄酒(mL)					
其他						

附件6：

高血压病人急救卡

急救卡

你好！我是高血压病患者。
如果发现我突然昏迷,神志不清,请立即拨打120并通知我的家人。
多谢您的帮忙！
姓名：_____ 手机：_____
家庭住址：_____ 家庭电话：_____
紧急联系人：_____ 紧急联系电话：_____

糖尿病病人急救卡

急救卡

你好！我是糖尿病患者。
如果发现我突然神志不清,可能是发生了低血糖。
如果我能进食,请喂我吃2~3块糖或约1/3瓶含糖饮料,如果我在10~15分钟内还未清醒,请立即拨打120并通知我的家人。
如果我不能吞咽或已昏迷,切勿让我进食,请立即拨打120并通知我的家人。
多谢您的帮忙！
姓名：_____ 手机：_____
家庭住址：_____ 家庭电话：_____
紧急联系人：_____ 紧急联系电话：_____

附件7：

血压监测记录

日 期	时 间	第一次			第二次			第三次			平均值			备 注
		收缩压	舒张压	心率	收缩压	舒张压	心率	收缩压	舒张压	心率	收缩压	舒张压	心率	

注：血压值单位为mmHg，心率单位为次/分，在备注一栏请注上是在家自测还是在医院医护人员测量，有没调整治疗方案（包括药物，饮食，运动等）。

附件8:

血糖监测记录

日 期	时 间	早餐前	早餐后	午餐前	午餐后	晚餐前	晚餐后	睡前	备 注

注:血糖值单位为 mmol/L,根据需要将测量的血糖值填写于相应空格内,在备注一栏请注上是在家自测还是在医院医护人员测量,有没调整治疗方案(包括药物、饮食、运动等)。

附件9：

用药清单

药物名	开始服用日期	服用时间	服用剂量	不适反应	注意事项	血压值 (mmHg)	空腹血糖 (mmol/L)	餐后血糖 (mmol/L)	备注